Heft 14 Sinnesorgane 1

1	Schwingung, Wellen, Akustik	Physik, Physiologie
2	Hör- und Gleichgewichtsorgan	Anatomie, Histologie
3	Hörvorgang und Gleichgewichtssinn	Physiologie
4	Haut und Hautanhangsgebilde	Histologie
5	Somatoviszerale Sensorik	Physiologie

Heft 15 Sinnesorgane 2

1	Optik	Physik
2	Sehorgan	Anatomie, Histologie
3	Sehen	Physiologie
4	Chemische Sinne	Anatomie, Histologie, Physiologie

Heft 16 Lunge und Atmung

1	Entwicklung von Pleuraperikardhöhle, Herz und Schlundbogenarterien	Anatomie, Histologie
2	Anatomie der Atmungsorgane	Anatomie, Histologie
3	Mechanik des Kreislaufsystems	Physik
4	Atemung	Physiologie
5	Gasaustausch	Physiologie

Heft 17 Herz-Kreislauf-System

1	Aufbau des Herzens	Anatomie, Histologie
2	Nerven und Gefäße der Brusteingeweide	Anatomie
3	Physiologie des Herzens	Physiologie
4	Anatomie und Physiologie des Kreislaufsystems	Anatomie, Histologie, Physiologie

Heft 18 Blut und Immunsystem

1	Blut und Blutplasma	Histologie, Physiologie
2	Erythrozyten, Hämoglobin & Sauerstofftransport	Biochemie, Physiologie
3	Thrombozyten, Hämostase und Fibrinolyse	Histologie, Physiologie
4	Leukozyten und Immunsystem	Anatomie, Biochemie, Histologie, Physiologie

Heft 19 Gastrointestinaltrakt

1	Mundhöhle, Rachen, Speiseröhre	Anatomie, Histologie, Physiologie
2	Magen-Darm-Trakt	Anatomie, Physiologie
3	Organe des Magen-Darm-Kanals	Anatomie, Histologie, Physiologie
4	Leber, Gallenblase und Pankreas	Anatomie, Histologie, Physiologie
5	Blutgefäße, Lymphgefäße, vegetative Innervation	Anatomie

Heft 20 Verdauung & Abbau von Nährstoffen

1	Ökologie, Energie- und Wärmehaushalt	Biochemie, Biologie, Physiologie
2	Nahrungsaufnahme	Biochemie, Physiologie
3	Abbau der Kohlenhydrate	Biochemie
4	Fettsäureabbau und Ketonkörperstoffwechsel	Biochemie
5	Aminosäurestoffwechsel und Harnstoffzyklus	Biochemie

Heft 21 Energiestoffwechsel & Anabole Stoffwechselwege

1	Citratzyklus und Atmungskette	Biochemie
2	Gluconeogenese und Glykogenstoffwechsel	Biochemie
3	Lipidsynthese	Biochemie
4	Nukleotidstoffwechsel	Biochemie
5	Stoffwechsel der Leber	Biochemie
6	Fettgewebe	Biochemie

Heft 22 Harnorgane und Elektrolythaushalt

1	Harnorgane	Anatomie, Histologie
2	Nierenfunktion	Physiologie, Biochemie
3	Säure-Basen-Reaktionen	Chemie
4	Säure-Basen-Haushalt	Physiologie, Biochemie
5	Wasser- und Elektrolythaushalt	Physiologie, Biochemie

Heft 23 Endokrines System

1	Endokrines System	Biochemie, Histologie, Physiologie
2	Epiphyse	Histologie
3	Hypothalmus-Hypophysen-System	Biochemie, Histologie, Physiologie
4	Endokrines Pankreas	Biochemie, Histologie
5	Schilddrüse	Anatomie, Biochemie, Histologie, Physiologie
6	Nebenschilddrüsen	Anatomie, Biochemie, Histologie, Physiologie
7	Endokrine Funktionen der Niere	Physiologie, Biochemie
8	Nebenniere	Anatomie, Biochemie, Histologie, Physiologie
9	Diffuses neuroendokrines System (DNES)	Anatomie, Histologie
10	Gewebshormone	Biochemie, Physiologie

Heft 24 Geschlechtsorgane und Reproduktion

1	Entwicklung der Geschlechtsorgane	Anatomie
2	Weibliche Geschlechtsorgane	Anatomie, Histologie, Physiologie
3	Männliche Geschlechtsorgane	Anatomie, Histologie, Physiologie
4	Angewandte und topografische Anatomie	Anatomie
5	Blutgefäße, Lymphgefäße, vegetative Innervation	Anatomie
6	Sexualhormone	Biochemie, Physiologie
7	Sexualität und Reproduktion	Physiologie, Psych-Soz
8	Schwangerschaft und Geburt	Anatomie, Histologie, Physiologie

Heft 25 Medizinstudium: Lernen, Organisation, Physikum

1	How To … Vorklinik
2	How To … Physikum
3	Lernpläne
4	Kreuzen

Die Bände der Reihe „Vorklinik Finale“

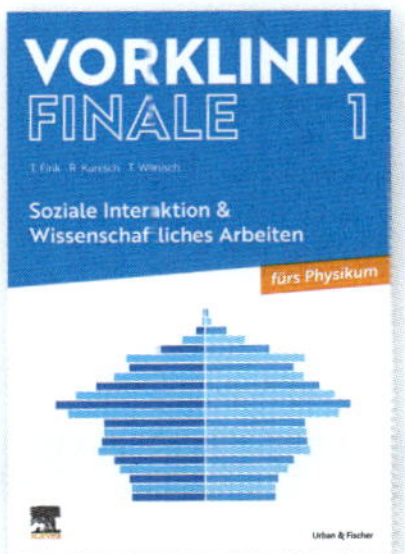

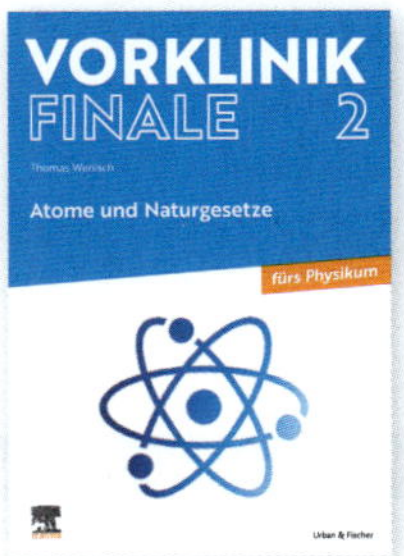

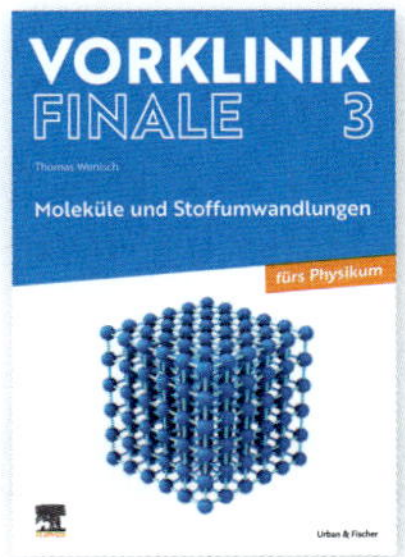

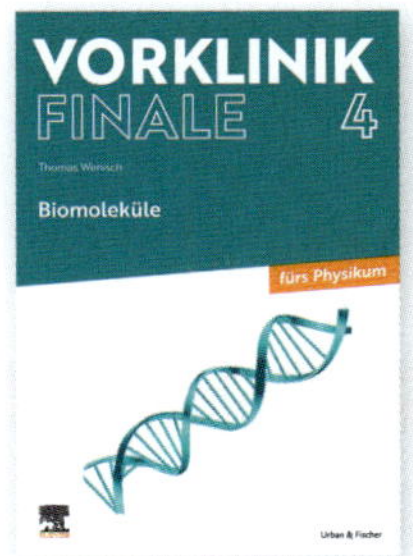

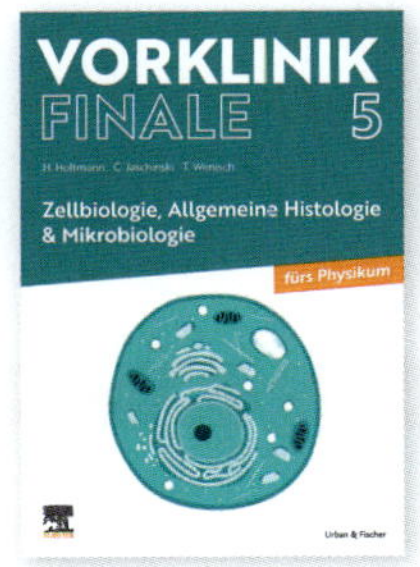

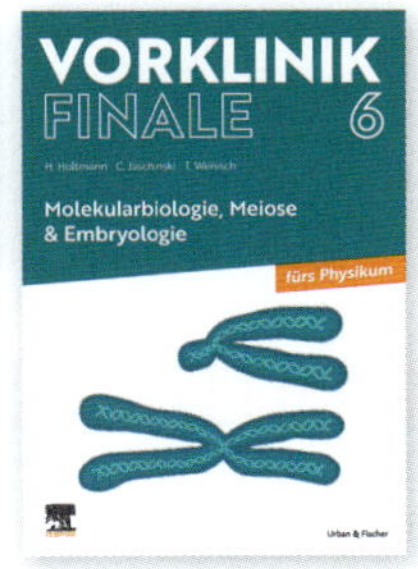

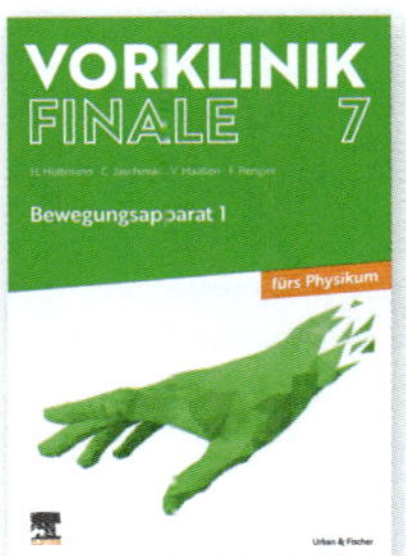

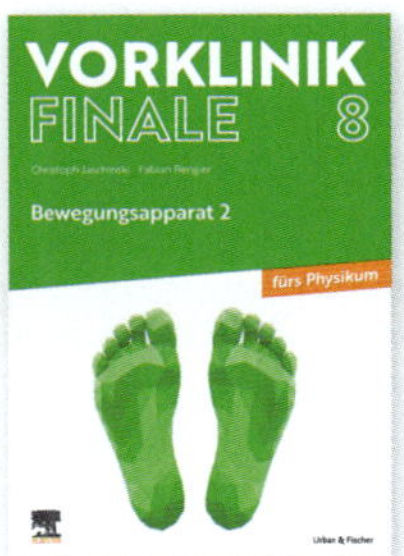

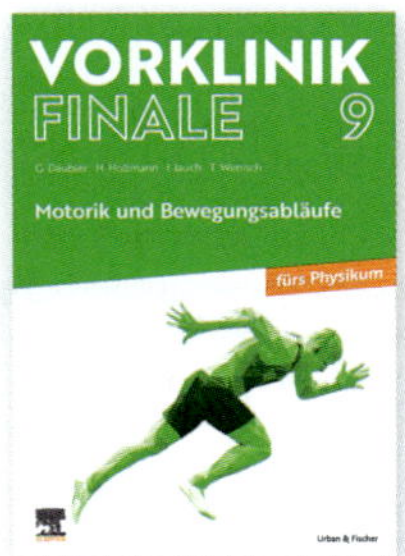

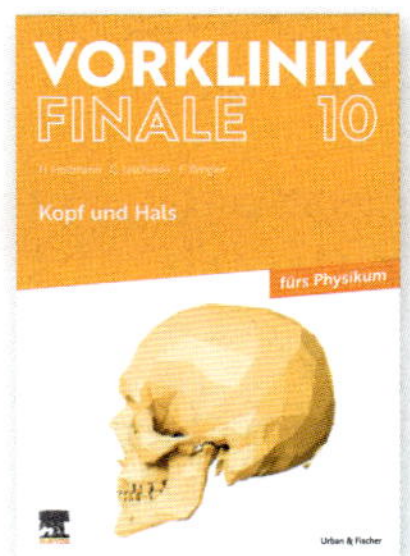

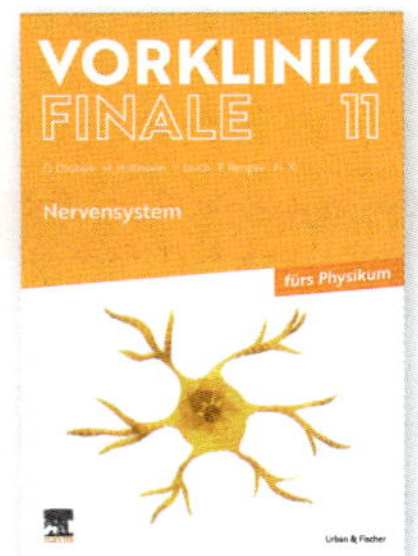

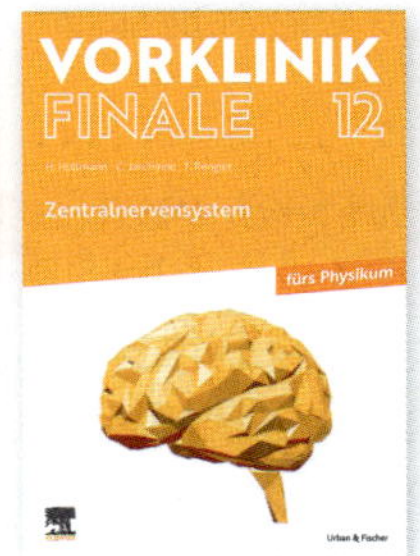

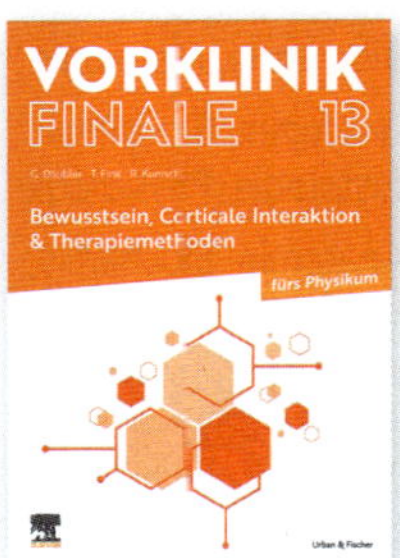

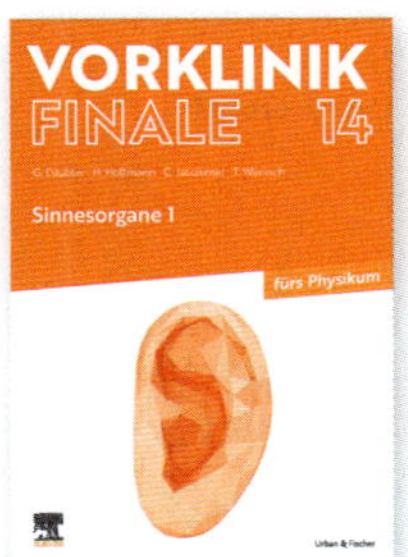

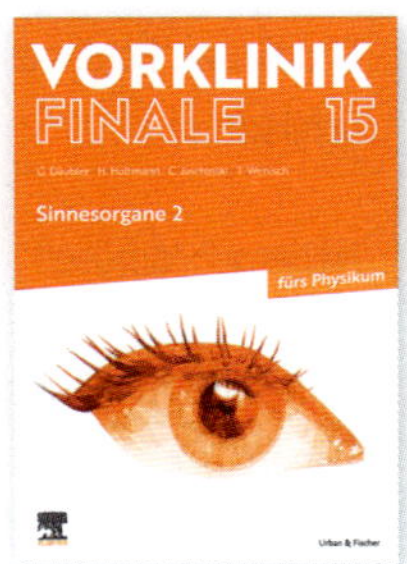

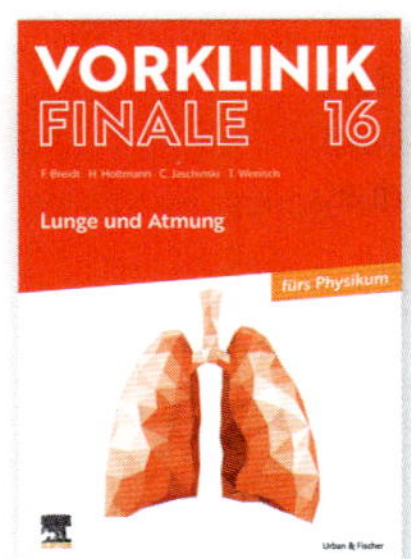

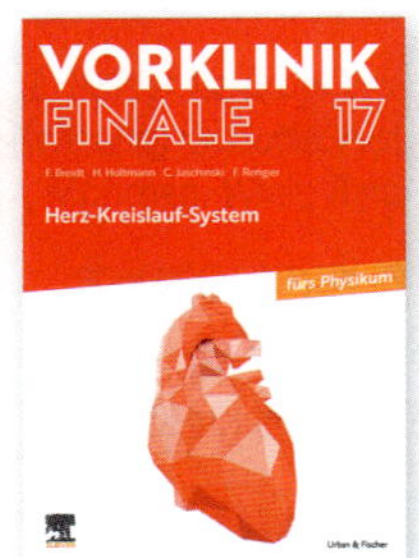

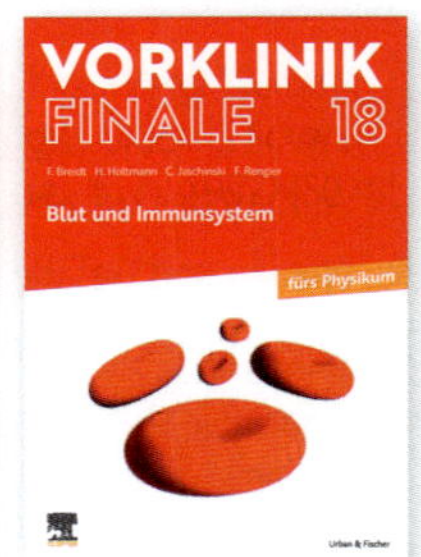

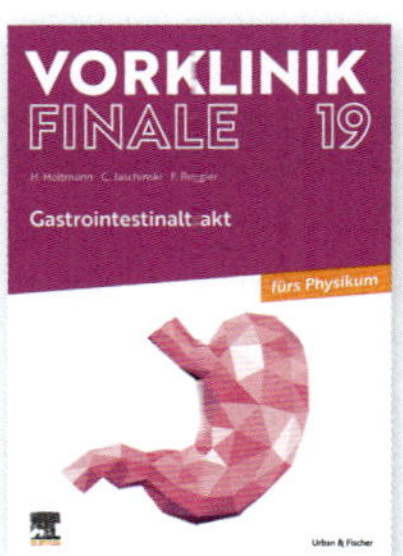

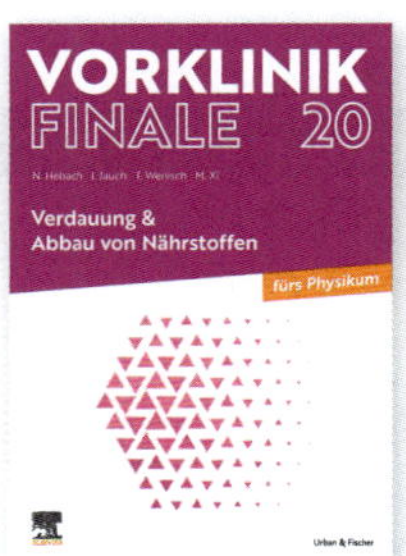

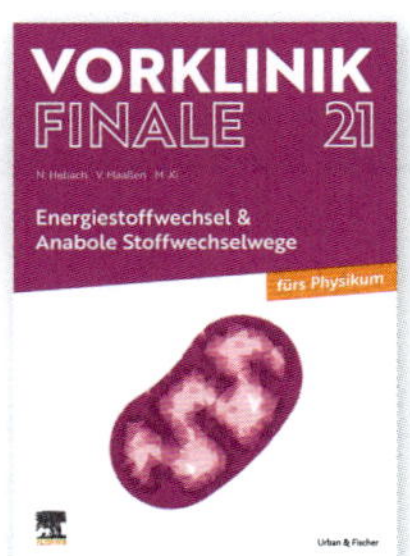

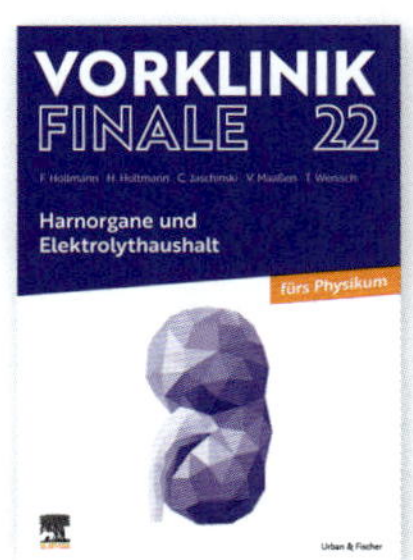

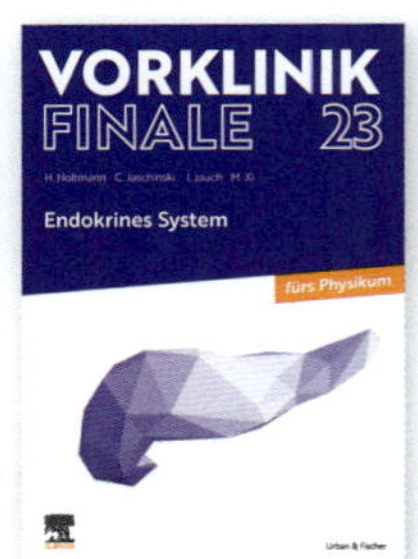

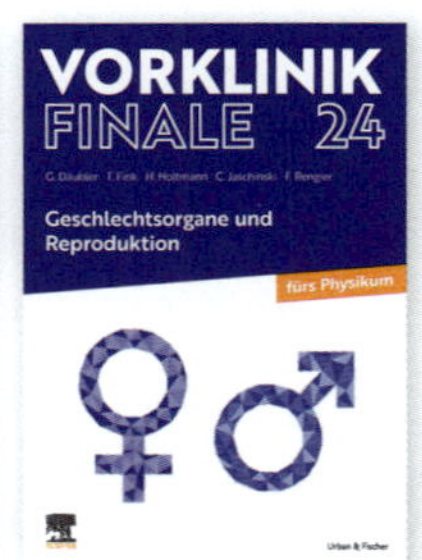

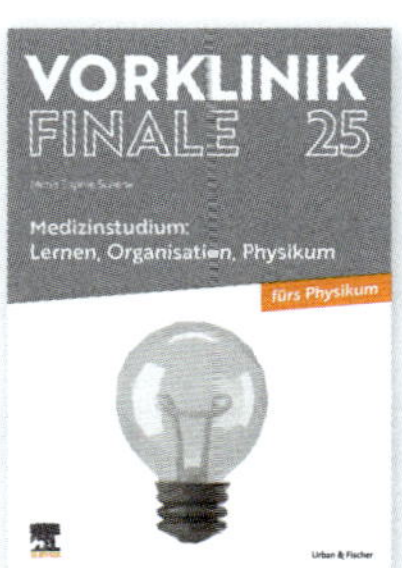

20230201d
Irrtümer vorbehalten. Stand 02/2023

Franziska Breidt, Henrik Holtmann, Christoph Jaschinski,
Thomas Wenisch

Vorklinik Finale 16

Lunge und Atmung

1. Auflage

Unter Verwendung von Inhalten von:
Ludwig Schlemm

ELSEVIER

Elsevier GmbH, Bernhard-Wicki-Str. 5, 80636 München, Deutschland
Wir freuen uns über Ihr Feedback und Ihre Anregungen an kundendienst@elsevier.com

ISBN 978-3-437-44295-7
eISBN 978-3-437-05085-5

1. Auflage 2023

Wichtiger Hinweis
Die medizinischen Wissenschaften unterliegen einem sehr schnellen Wissenszuwachs. Der stetige Wandel von Methoden, Wirkstoffen und Erkenntnissen ist allen an diesem Werk Beteiligten bewusst. Sowohl der Verlag als auch die Autorinnen und Autoren und alle, die an der Entstehung dieses Werkes beteiligt waren, haben große Sorgfalt darauf verwandt, dass die Angaben zu Methoden, Anweisungen, Produkten, Anwendungen oder Konzepten dem aktuellen Wissensstand zum Zeitpunkt der Fertigstellung des Werkes entsprechen.
Der Verlag kann jedoch keine Gewähr für Angaben zu Dosierung und Applikationsformen übernehmen. Es sollte stets eine unabhängige und sorgfältige Überprüfung von Diagnosen und Arzneimitteldosierungen sowie möglicher Kontraindikationen erfolgen. Jede Dosierung oder Applikation liegt in der Verantwortung der Anwenderin oder des Anwenders. Die Elsevier GmbH, die Autorinnen und Autoren und alle, die an der Entstehung des Werkes mitgewirkt haben, können keinerlei Haftung in Bezug auf jegliche Verletzung und/oder Schäden an Personen oder Eigentum, im Rahmen von Produkthaftung, Fahrlässigkeit oder anderweitig übernehmen.

Für die Vollständigkeit und Auswahl der aufgeführten Medikamente übernimmt der Verlag keine Gewähr.
Geschützte Warennamen (Warenzeichen) werden in der Regel besonders kenntlich gemacht (®). Aus dem Fehlen eines solchen Hinweises kann jedoch nicht automatisch geschlossen werden, dass es sich um einen freien Warennamen handelt.

Bibliografische Information der Deutschen Nationalbibliothek
Die Deutsche Nationalbibliothek verzeichnet diese Publikation in der Deutschen Nationalbibliografie; detaillierte bibliografische Daten sind im Internet über https://www.dnb.de abrufbar.

23 24 25 26 27 5 4 3 2 1

In ihren Veröffentlichungen verfolgt die Elsevier GmbH das Ziel, genderneutrale Formulierungen für Personengruppen zu verwenden. Um jedoch den Textfluss nicht zu stören sowie die gestalterische Freiheit nicht einzuschränken, wurden bisweilen Kompromisse eingegangen. Selbstverständlich sind **immer alle Geschlechter** gemeint.

Planung: Susanne Szczepanek
Projektmanagement: Elisabeth Märtz
Redaktion, Abbildungsmanagement: Heike Siebert/Michael Kraft, mimo-booxx|textwerk. – Büro für Verlagsdienstleistungen, Augsburg
„Jetzt bist du dran!"-Seiten: Sabrina Burdorf, Miriam Kirschhock, Merle Sophie Schenk
Rechteklärung: Ramona Mühlbauer, Lisa Neulinger
Herstellung: Hildegard Graf, Germering
Satz: abavo GmbH, Buchloe
Druck und Bindung: Drukarnia Dimograf Sp. z o. o., Bielsko-Biała/Polen
Umschlaggestaltung: SpieszDesign, Neu-Ulm
Titelfotografie: © eranicle – stock.adobe.com

Aktuelle Informationen finden Sie im Internet unter **www.elsevier.de**

Herzlich willkommen bei Vorklinik Finale!

Hier findest du alle Inhalte, die du für das Physikum brauchst!

Egal ob du am Beginn des Medizinstudiums stehst oder schon kurz vor dem Physikum, ob du in einem Regel- oder Reformstudiengang studierst – Vorklinik Finale unterstützt dich beim effizienten Lernen und Überblick gewinnen!

Gliederung nach Organen:

Durch die Gliederung nach Organen bzw. Organsystemen stehen hier die Inhalte zusammen, die zusammengehören: Die Biochemie, Physiologie und Histologie der Muskeltypen – alles in einem Kapitel. Physik/Optik, Anatomie der Augen und Physiologie des Sehens – direkt aufeinander folgend. Das hat mehrere **Vorteile:**

- Zum einen wird viel deutlicher, warum du naturwissenschaftliche Grundlagen lernst.
- Zum anderen bereitet dich diese Darstellung optimal auf den klinischen Abschnitt und die ärztliche Tätigkeit vor.
- Und außerdem: Bei der Darstellung nach Fächern werden viele Inhalte doppelt dargestellt, damit die Inhalte einem logischen Aufbau folgen. Im Vorklinik Finale sind diese Inhalte bereits zusammengefasst, das erleichtert dir das Lernen! Selbstverständlich sind **alle** relevanten Inhalte der Fächer enthalten.

Das steckt drin:

Vorklinik Finale erläutert dir von Heft 1 bis Heft 6 wichtige Grundlagen – diese lassen sich keinem Organsystem zuordnen, da musst du leider durch! – und führt dich von Heft 7 bis Heft 24 einmal durch alle Organsysteme. **Heft 25 gibt dir wertvolle Tipps zum Lernen im vorklinischen Abschnitt und zur Vorbereitung auf das Physikum.** Schau doch mal rein!

Du kannst die Hefte auf unterschiedliche Art nutzen:

- Während des vorklinischen Abschnitts, um dir einen Überblick über den gesamten Lernstoff zu verschaffen und Inhalte einzuordnen.
- Während des vorklinischen Abschnitts, um schnell zu sehen, wie Inhalte aus den einzelnen Fächern bei einem bestimmten Organsystem zusammenkommen.
- Und natürlich zur Vorbereitung auf das Physikum.

Alles drin und Überblick garantiert!

Ganz vorne und ganz hinten im Heft findest du jeweils eine Gesamtübersicht, einmal nach Organen und einmal nach Fächern.

Wir wünschen dir viel Freude und Erfolg im Medizinstudium!

So nutzt du die Vorklinik-Finale-Hefte

Navigation

Du siehst am Anfang jedes Kapitels und Teilkapitels, welche Fächer enthalten sind:

Physik, Physiologie

Wie bereits erwähnt, gibt es ganz vorne und ganz hinten im Heft jeweils eine **Gesamtübersicht,** einmal nach Organen und einmal nach Fächern.

Diese Markierungen weisen auf wichtige Inhalte hin

MERKE

Hier erhältst du wichtige Tipps und Hinweise.

KLINIK

Hier findest du relevante klinische Inhalte.

FOKUS

Hier stehen klinische Inhalte aus dem Fokuserkrankungs-Netzwerk gemäß Entwurf des neuen NKLM. Sie wurden damit als besonders wichtig für den vorklinischen Abschnitt definiert, und wir empfehlen, sie besonders aufmerksam anzusehen!

Besonders prüfungsrelevante Inhalte sind gelb hinterlegt.

Aktives Lernen und Überblick behalten

CHECK-UP

Am Ende jedes Teilkapitels stehen einige Verständnisfragen zum Selbstcheck. Das vermeidet ein „Gelesen, aber nicht gelernt".

Jetzt bist du dran!

Überblick gewinnen

Diese Kästen findest du am Ende jedes Teilkapitels. Sie erinnern dich daran, dass du dir die Inhalte kurz zusammenfasst, so dass du dir Schritt für Schritt Überblick verschaffst. Die Stichwörter werden am Ende des Kapitels weiterverwendet (siehe unten).

Jetzt bist du dran!

Am Ende jedes Kapitels haben wir dir diese Seite zur Bearbeitung vorbereitet. Sie schlägt dir verschiedene Aufgaben vor, wie du den Inhalt noch einmal aktiv wiederholen kannst.

Zeichenaufgabe / Anregungen zur weiteren Wiederholung

Studierende höherer Semester geben euch Tipps, wie ihr wichtige Inhalte aktiv zu Papier bringt. Ideal zum Wiederholen, allein und in Lerngruppen, auch zur mündlichen Vorbereitung.

Überblick gewinnen

Du hast ja bereits am Ende jedes Unterkapitels einige Stichwörter notiert. Hier kannst du daraus eine Mindmap oder Liste erstellen und damit aktiv Überblick gewinnen.

Abbildungsnachweis

Der Verweis auf die jeweilige Abbildungsquelle befindet sich bei allen Abbildungen im Werk am Ende des Legendentextes in eckigen Klammern.

A400	Reihe Pflege konkret. Elsevier/Urban & Fischer
L106	Henriette Rintelen, Velbert
L157	Susanne Adler, Lübeck
L231	Stefan Dangl, München
L253	Dr. Wolfgang Zettlmeier, Barbing
M375	Prof. Dr. med. Dr. rer. nat. Ulrich Welsch
R249	Moore/Persaud/Viebahn (Hrsg.). Embryologie: Entwicklungsstadien – Frühentwicklung – Organogenese – Klinik. Elsevier/Urban & Fischer, 5. A. 2007
S002-7	Lippert. Lehrbuch Anatomie, Urban & Fischer, 7. A. 2006
S018	Sobotta: Histologie. Urban & Schwarzenberg, 5. A. 1997.
S700	Sobotta-Archiv aus Paulsen/Waschke. Sobotta Atlas der Anatomie. 25. A. 2022 © Elsevier GmbH
V492	abavo GmbH, Buchloe

Fehler gefunden?

An unsere Inhalte haben wir sehr hohe Ansprüche. Trotz aller Sorgfalt kann es jedoch passieren, dass sich ein Fehler einschleicht oder fachlich-inhaltliche Aktualisierungen notwendig geworden sind. Sobald ein relevanter Fehler entdeckt wird, stellen wir eine Korrektur zur Verfügung. Mit diesem QR-Code gelingt der schnelle Zugriff.

https://else4.de/978-3-437-44295-7

Wir sind dankbar für jeden Hinweis, der uns hilft, dieses Werk zu verbessern. Bitte richten Sie Ihre Anregungen, Lob und Kritik an folgende E-Mail-Adresse: kundendienst@elsevier.com

Inhaltsverzeichnis

KAPITEL

Anatomie

1 Entwicklung von Pleuraperikardhöhle, Herz und Schlundbogenarterien

1.1 Pleuraperikardhöhle

Christoph Jaschinski

Anatomie

Die Pleuraperikardhöhle formt sich gegen Ende der 3. EW durch das Vorwachsen der **Plicae pleuroperitoneales** und **Plicae pleuropericardiales.** Während die Plicae pleuroperitoneales die Pleuraperikardhöhle gegen die Peritonealhöhle abgrenzen, unterteilen die Plicae pleuropericardiales die Pleuraperikardhöhle in die unpaare Perikardhöhle und die beiden Pleurahöhlen.

Über die **Ductus pericardioperitoneales** steht die Pleuraperikardhöhle mit dem intraembryonalen Zölom in Verbindung. Die Ductus pericardioperitoneales verengen sich im Laufe der Entwicklung durch das Vorwachsen der Plicae pleuroperitoneales zu den **Hiatus pleuroperitoneales.**

Die finale Abtrennung der Pleuraperikardhöhle von der Peritonealhöhle entsteht durch die Ausbildung des Zwerchfells.

Jetzt bist du dran!

Überblick gewinnen

Notiere dir ca. 5 Stichwörter aus diesem Unterkapitel.

1.2 Herz

Christoph Jaschinski

Anatomie

Aus dem Mesoderm der Splanchnopleura stammende **Angioblasten** bilden ab dem 21. Tag mehrere **Gefäßplexus,** die schließlich zu 2 Endokardrohren zusammenwachsen. Die Endokardrohre vereinigen sich zum unpaaren **Herzschlauch,** der sich in einen venösen Einflusstrakt und einen arteriellen Ausflusstrakt unterteilen lässt. Im Laufe der Entwicklung folgt die Untergliederung in (> Abb. 1.1): Sinus venosus, Atrium commune, Ventriculus communis, Conus arteriosus (Bulbus cordis) und Truncus arteriosus.

1.2.1 Septierung der Vorhof-Kammer-Grenze

Durch das schnelle Längenwachstum des fixierten Herzschlauches entsteht eine S-förmige Krümmung, die sog. **Herzschleife.** Diese besitzt 2 von außen sichtbare Furchen, den Sulcus atrioventricularis und den Sulcus conoventricularis. Im Sulcus atrioventricularis proliferiert das Mesenchym zu 4 **Endokardkissen.** Durch die Verschmelzung des oberen mit dem unteren Endokardkissen entstehen ein rechter und linker Atrioventrikularkanal.

1.2.2 Septierung der Vorhöfe

Im primitiven Vorhof wächst von kraniodorsal eine Membran, das **Septum primum,** in Richtung der beiden verschmolzenen Endokardkissen. Dabei bleibt zunächst eine Öffnung zwischen dem Septum primum und den Endokardkissen, das **Foramen primum.**

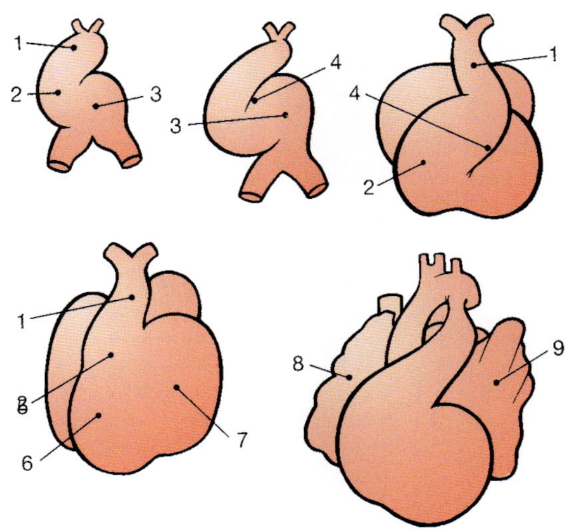

Abb. 1.1 Entwicklung der äußeren Form des Herzens durch Schleifenbildung (Lippert, Lehrbuch Anatomie, Urban & Fischer, 7. A., 2006) [S002-7]

Nachdem dieses vollkommen verschlossen ist, treten Perforationen im oberen Teil des Septum primum auf, die sich zum **Foramen secundum** erweitern. Dieses wird durch ein rechts des Septum primum vorwachsendes **Septum secundum** verkleinert, jedoch nicht verschlossen. Da das Septum secundum das Foramen secundum nur unvollständig verschließt, bleibt als Verbindung der beiden Vorhöfe das **Foramen ovale** offen.

MERKE

Der Boden der **Fossa ovalis** leitet sich vom Septum primum ab.

1.2.3 Septierung der Ventrikel

Zunächst schnürt die vorwachsende **Pars muscularis** des **Septum interventriculare** den primitiven Ventrikel in 2 Hälften. Am oberen Ende verbleibt dabei eine Öffnung, das **Foramen interventriculare.** Dieses wird später durch die **Pars membranacea** des **Septum interventriculare,** die sich aus dem Konusseptum entwickelt, verschlossen.

1.2.4 Septierung der Ausflussbahn

Während der Conus arteriosus weitgehend in die Ausstrombahn des rechten Ventrikels eingezogen wird, entsteht aus dem **Truncus arteriosus** der spätere Truncus pulmonalis und die **Aortenwurzel.** Um diese voneinander abzutrennen, wird der Truncus arteriosus durch 3 Wulstsysteme halbiert:

- das unpaare **Septum aorticopulmonale,**
- die paarigen **Trunkussepten,**
- die paarigen **Konussepten.**

Für die Septierung ist die Einwanderung von Neuralleistenzellen über die Schlundbogen notwendig.

CHECK-UP

Beschreibe die Herzentwicklung.

Jetzt bist du dran!

Überblick gewinnen

Notiere dir ca. 5 Stichwörter aus diesem Unterkapitel.

1.3 Schlundbogenarterien

Christoph Jaschinski

Anatomie

Die **Schlundbogenarterien** (Pharyngealbogenarterien, ➤ Abb. 1.2) entwickeln sich nacheinander, sodass die ersten beiden schon wieder verschwunden sind, wenn die anderen Schlundbogenarterien erscheinen. Ihre Derivate sind in ➤ Tab. 1.1 aufgeführt.

Tab. 1.1 Derivate der Schlundbogenarterien

Schlundbogenarterie (SBA)	Derivate
1. SBA	Verschwindet größtenteils. Bildet die A. maxillaris
2. SBA	Bildet sich bis auf die A. stapedia weitgehend zurück
3. SBA	Formt beidseits die Aa. carotides communes, externae und internae
4. SBA	Bildet links den Arcus aortae und rechts die proximale A. subclavia
5. SBA	Ist oft nicht angelegt
6. SBA	Links Ductus arteriosus (Botalli), rechts Aa. pulmonales
7. SBA	Bildet beidseits die distalen Anteile der Aa. subclaviae

CHECK-UP

Nenne die Derivate der Schlundbogenarterien.

Jetzt bist du dran!

Überblick gewinnen

Notiere dir ca. 5 Stichwörter aus diesem Unterkapitel.

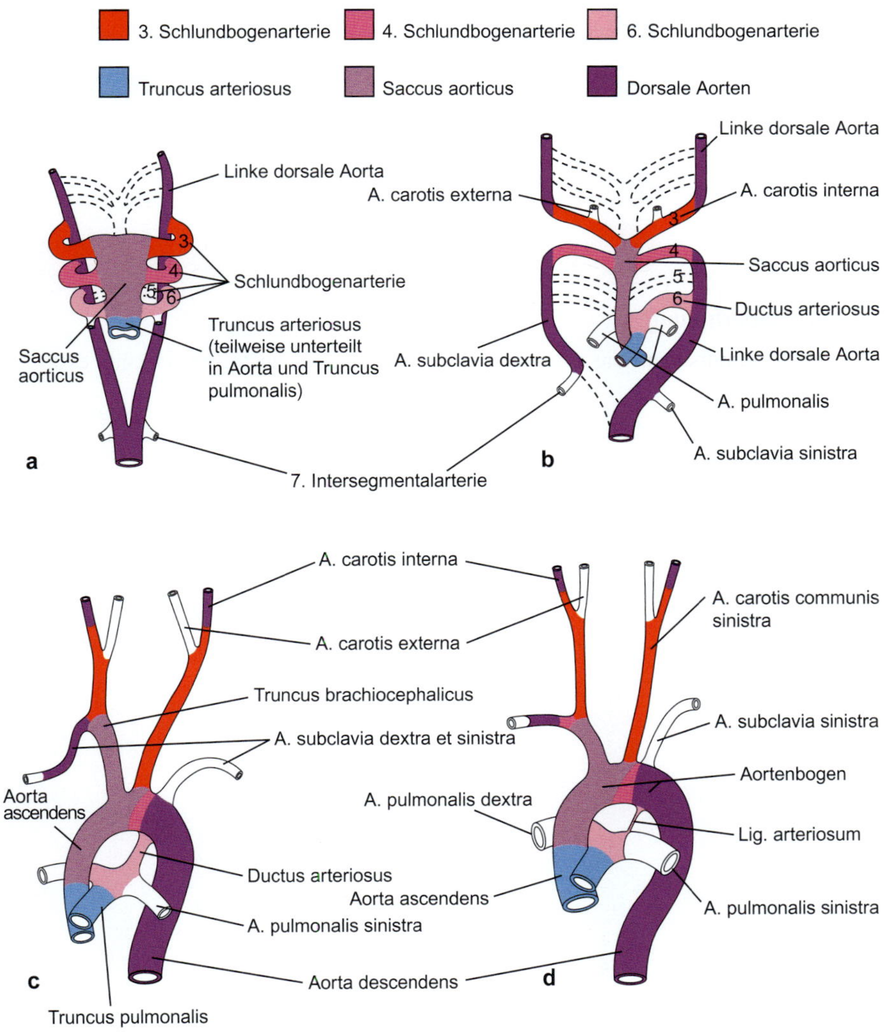

Abb. 1.2 Schematische Darstellung der Arterien, die sich durch Umformung aus Truncus arteriosus, Saccus aorticus, Schlundbogenarterien und dorsaler Aorta bilden. a = 6. EW, b = 7. EW, c = 8. EW, d = 6. EM [R249]

Jetzt bist du dran!

Zeichenaufgabe

Skizziere die Entwicklung des Herzens in groben Zügen (Schlauch, Schleife, Septierung). Beschrifte deine Zeichnungen mit Woche der Entwicklung und beteiligten Zellen.
Wenn du Hilfe brauchst, findest du dazu auch etwas in deinem Anatomie-Atlas.

Anregungen zur weiteren Wiederholung

Skizziere das Derivat zu jedem Schlundbogen. Was wird dadurch versorgt, welche wichtigen Äste gibt es ab?

Überblick gewinnen

Nutze deine gesammelten Stichwörter für eine Mindmap oder eine gegliederte Stichwortliste.

KAPITEL

Anatomie, Histologie

2 Anatomie der Atmungsorgane

2.1 Atmungsorgane

Henrik Holtmann, Christoph Jaschinski

Anatomie, Histologie

Unter dem **Respirationstrakt** versteht man die Gesamtheit der Strukturen und Organe, die an der Atmung beteiligt sind. Zu den Atmungsorganen gehören Luftröhre (Trachea), Bronchialbaum, Lunge (Pulmo) und Brustfell (Pleura).

Für Nerven und Nervengeflechte sowie Arterien, Venen, Lymphbahnen der Brusteingeweide .

Im nahezu gesamten Respirationstrakt besteht die Lamina epithelialis der Tunica mucosa aus mehrreihigem hochprismatischem Flimmerepithel mit Becherzellen **(respiratorisches Epithel).** In der darunterliegenden Lamina propria finden sich muköse und seröse Drüsen. Beide Schichten dienen der Sekretion von Muzinen und sorgen für die Anfeuchtung und Reinigung der Atemluft.

2.1.1 Entwicklung

Die Atmungsorgane entwickeln sich aus der **Laryngotrachealrinne.** Diese stülpt sich zu Beginn der 4. EW aus dem Entoderm der Vorderdarmbucht nach kaudal aus. In der 5. EW entwickeln sich die Lungenknospen, aus denen die Lungen entstehen. Die weitere Differenzierung der Lunge lässt sich in 3 Abschnitte unterteilen:

- **Pseudoglanduläre Phase:** In dem Zeitabschnitt zwischen der 5.–17. EW entwickeln sich die luftleitenden Abschnitte bis zu den Bronchioli terminales. Die Bezeichnung resultiert aus der morphologischen Ähnlichkeit der Lunge mit einer exokrinen Drüse.
- **Kanalikuläre Phase:** Durch dichotome Aussprossung bilden sich in der Zeit von der 13.–26. EW die Bronchioli respiratorii und Ductus alveolares.
- **Alveoläre Phase:** Ab der 24. EW entstehen die Lungenbläschen (Alveolen), ab der 28. EW wird in den Alveolen Surfactant gebildet. Die Alveolenzahl steigt von 50 Mio. zum Zeitpunkt der Geburt bis auf 300–400 Mio. im 8. Lebensjahr.

KLINIK

Ob ein Neugeborenes tot zur Welt kam oder kurze Zeit gelebt hat, lässt sich herausfinden, indem man die Lungen der **Schwimmprobe** unterzieht. Da die Lungen sich erst bei den ersten Atemzügen mit Luft füllen, sinken die flüssigkeitsgefüllten Lungen einer Totgeburt bei der Schwimmprobe ab. Wohingegen die Lungen einer Lebendgeburt schwimmen.

Jetzt bist du dran!

Überblick gewinnen

Notiere dir ca. 5 Stichwörter aus diesem Unterkapitel.

2.2 Kehlkopf

Henrik Holtmann, Christoph Jaschinski

Anatomie, Histologie

Der Kehlkopf **(Larynx)** bildet die Eintrittspforte zu den Atmungsorganen und erfüllt somit eine wichtige „Pförtnerfunktion". Normalerweise ermöglicht er eine ausreichende Ventilation der Lungen, aber bei Bedarf, z. B. während des Schluckakts, riegelt er luftdicht ab. Innerhalb des Larynx liegen die Stimmbänder – der Ort der Stimmtonbildung **(Phonation).**

2.2.1 Entwicklung

Der Kehlkopf **(Larynx)** entwickelt sich nahezu vollständig aus den Knorpelteilen des 4.–6. Schlundbogens. Ausnahme ist der Kehldeckel **(Epiglottis),** dessen kaudaler Anteil aus dem hypobrachialen Wulst entsteht.

MERKE

Durch einen physiologischen **Hochstand des Kehlkopfs** können junge Säuglinge gewöhnlich gleichzeitig trinken und atmen.

2.2.2 Knorpel

Man unterscheidet:

- **Schildknorpel** (Cartilago thyroidea): besteht aus einer rechten und einer linken Knochenplatte (Laminae dextra et sinistra), die kranial und kaudal jeweils über eine Kerbe (Incisurae thyroideae superior et inferior) miteinander verbunden sind. Auf den Laminae imponiert jeweils eine schräg verlaufende Linie (Linea obliqua). Sie dient als Muskelursprungs- und -ansatzfläche. Kranial und kaudal läuft die Cartilago thyroidea beidseits zu Hörnern aus (Cornua superiora et inferiora).
- **Ringknorpel** (Cartilago cricoidea): hat die Form eines Siegelrings. Er besteht ventral aus dem schmalen Ringknorpelbogen (Arcus) und dorsal aus der breiten Ringknorpelplatte (Lamina). Die Cartilago cricoidea formt die Basis des Kehlkopfs und ist gleichzeitig das bindende Element zwischen Schild- und Stellknorpel.
- **Stellknorpel** (Cartilago arytenoidea): sitzt dem Ringknorpel auf. Er besitzt 2 Fortsätze, die als Ansätze fungieren: Am Processus muscularis inserieren die Mm. cricoarytenoideus posterior et lateralis sowie die Pars lateralis des M. thyroarytenoideus, am Processus vocalis setzen der M. vocalis und das Stimmband an.
- **Hörnchenknorpel** (Cartilago corniculata): sitzt wiederum dem Stellknorpel auf.
- **Keilknorpel** (Cartilago cuneiformis): liegt in einer Schleimhautfalte (Plica aryepiglottica), die von der Epiglottis zum Stellknorpel zieht. Die Plica aryepiglottica überdeckt den M. aryepiglotticus und bildet die laterale Begrenzung des Aditus laryngis.
- **Weizenknorpel** (Cartilago triticea): liegt im Lig. thyrohyoideum laterale.
- **Epiglottis** (Cartilago epiglottica): besteht im Gegensatz zum übrigen Kehlkopfskelett, das aus hyalinem Knorpel besteht, aus elastischem Knorpel.

2.2.3 Bänder und Gelenke

Die Kehlkopfknorpel stehen über zahlreiche Bänder miteinander in Verbindung:

- **Stimmband (Lig. vocale):** zieht von der Innenseite des Schildknorpels zum Proc. vocalis des Stellknorpels und ruft eine Schleimhautfalte, die Stimmfalte **(Plica vocalis),** hervor.
- **Membrana fibroelastica laryngis:** besteht aus der kranialen Membrana quadrangularis und dem kaudalen Conus elasticus. Erstgenannte entspringt am Kehldeckel und endet als Taschenbänder **(Ligg. vestibularia).** Letzteres beginnt an den Stimmbändern und reicht bis zum Ringknorpel. Jedes Taschenband wirft eine Schleimhautfalte, die Taschenfalte **(Plica vestibularis),** auf.
- **Membrana thyrohyoidea:** spannt sich zwischen Schild- und Ringknorpel auf. Sie wird durch das Lig. thyrohyoideum medianum und die beiden Ligg. thyrohyoidea laterales verstärkt und besitzt beidseits eine Öffnung **(Foramen n. laryngei superioris),** durch die der R. internus des N. laryngeus superior und die A. laryngea superior ziehen.

Darüber hinaus ist das Kehlkopfskelett mit seiner Umgebung bindegewebig verbunden:

- **Lig. cricotracheale:** verbindet den Ringknorpel mit den Knorpelspangen der Trachea
- **Lig. hyoepiglotticum:** verankert die Epiglottis am Zungenbein

Die Kehlkopfknorpel sind über 2 Gelenke miteinander verbunden:

- **Art. cricothyroidea:** Scharniergelenk, welches die Plica vocalis vorspannt. Die Gelenkkapsel der Art. cricothyroidea wird durch das Lig. cricothyroideum verstärkt.
- **Art. cricoarytenoidea:** Eigelenk, das Gleit- und Scharnierbewegungen zur Erweiterung und Verengung sowie Verkürzung und Verlängerung der Plica vocalis ermöglicht. Die weite Gelenkkapsel der Art. cricoarytenoidea wird durch das kräftige Lig. cricoarytenoideum gesichert.

KLINIK

Falls sich die Atemwege beispielsweise infolge einer allergischen Reaktion verschließen, kann es notwendig werden, die Atemwege mittels eines Luftröhrenschnitts **(Koniotomie)** zu sichern. Dabei wird das **Lig. cricothyroideum** durchtrennt.

2.2.4 Etagen des Kehlkopfs

Der Larynx lässt sich in 3 Etagen gliedern:

- **Supraglottischer Raum** (Vestibulum laryngis): reicht von der Epiglottis bis zu den Plicae vestibulares.
- **Transglottischer Raum** (Cavitas laryngis intermedia): Abschnitt zwischen Plicae vestibulares und Plicae vocales. Seitlich ist die Wand des transglottischen Raums zu einer kleinen Ausbuchtung (Ventriculus laryngis) erweitert.
- **Subglottischer Raum** (Cavitas infraglottica): Raum zwischen Plicae vocales und dem Unterrand des Ringknorpels i. H. HWK 6.

2.2.5 Stimmritze

Als Stimmritze **(Rima glottis, Glottis)** bezeichnet man die Engstelle zwischen den beiden Plicae vocales. Sie besteht aus 2 Teilen:

- **Pars intermembranacea:** zwischen den Mm. vocales
- **Pars intercartilaginea:** zwischen den Cartilagines arytenoideae

2.2.6 Muskulatur

Siehe ➤ Tab. 2.1 und ➤ Abb. 2.1.

MERKE

- M. cricoarytenoideus posterior ist der einzige Muskel, der die Stimmritze öffnet.
- M. cricoarytenoideus lateralis und die Pars lateralis des M. thyroarytenoideus schließen die Pars intermembranacea der Stimmritze.
- Mm. arytenoideus obliquus et transversus schließen die Pars intercartilaginea der Stimmritze.

2.2.7 Feinstruktur

Der Larynx (Kehlkopf, ➤ Abb. 2.2) hat ein hyalines Knorpelskelett, bestehend aus Schild-, Ring- und Stellknorpel, die mit zunehmendem Alter verknöchern. Die **Epiglottis** (Kehldeckel) und die kleineren Knorpel **(Cartilagines cuneiformes** und **corniculatae)** bestehen aus elastischem Knorpel. Die Epiglottis ist auf der lingualen und z. T. auf der laryngealen Seite mit mehrschichtig unverhorntem Plattenepithel, der Rest mit respiratorischem Epithel ausgekleidet. Ihre Lamina propria enthält seromuköse **Gll. epiglotticae.**

Tab. 2.1 Äußerer Kehlkopfmuskel und innere Kehlkopfmuskulatur

Muskel	Ursprung	Ansatz	Innervation	Funktion
Äußerer Kehlkopfmuskel				
M. cricothyroideus	Partes recta et obliqua: Arcus cartilaginis cricoideae	Partes recta et obliqua: Unterkante der Cartilago thyroidea	N. laryngeus superius, R. externus	Vorspannen der Stimmbänder
Innere Kehlkopfmuskulatur				
M. cricoarytenoideus posterior („Postikus")	Lamina cartilaginis cricoideae	Proc. muscularis cartilaginis arytenoideae	N. laryngeus inferior	Einziger Öffner der Stimmritze
M. cricoarytenoideus lateralis („Lateralis")	Arcus cartilaginis cricoideae			Verschluss der Pars membranacea der Stimmritze
M. thyroarytenoideus • Pars lateralis • Pars vocalis (M. vocalis) • Pars thyroepiglottica	Alle Partes: Innenseite der Cartilago thyoridea	• Pars lateralis: Proc. muscularis cartilaginis arytenoideae • Pars vocalis: Proc. vocalis cartilaginis arytenoideae • Pars thyroepiglottica: Epiglottis		• Pars lateralis: Verschluss der Pars membranacea der Stimmritze • Pars vocalis: Feinjustierung der Stimmbänder • Pars thyroepiglottica: Verengen des Kehlkopfeingangs
M. arytenoideus transversus	Cartilago arytenoidea	Cartilago arytenoidea der Gegenseite		Verschluss der Pars intercartilaginea der Stimmritze
M. arytenoideus obliquus	Proc. muscularis cartilaginis arytenoideae			
M. aryepiglotticus		Epiglottis		• Verschluss der Stimmritze • Verengen des Larynxeingangs

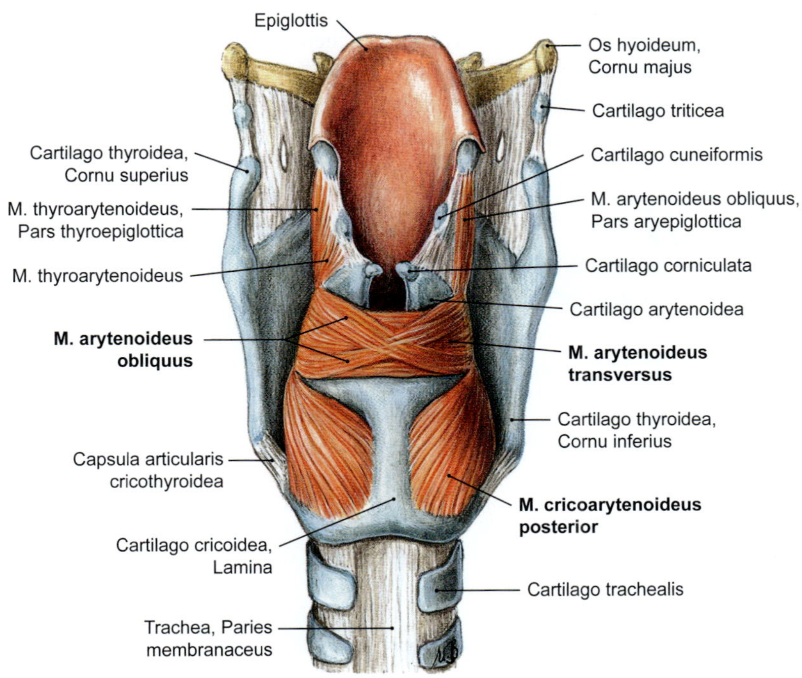

Abb. 2.1 Kehlkopfmuskulatur (Sobotta-Archiv aus Paulsen/Waschke. Sobotta Atlas der Anatomie. 25. A. 2022 © Elsevier GmbH) [S700]

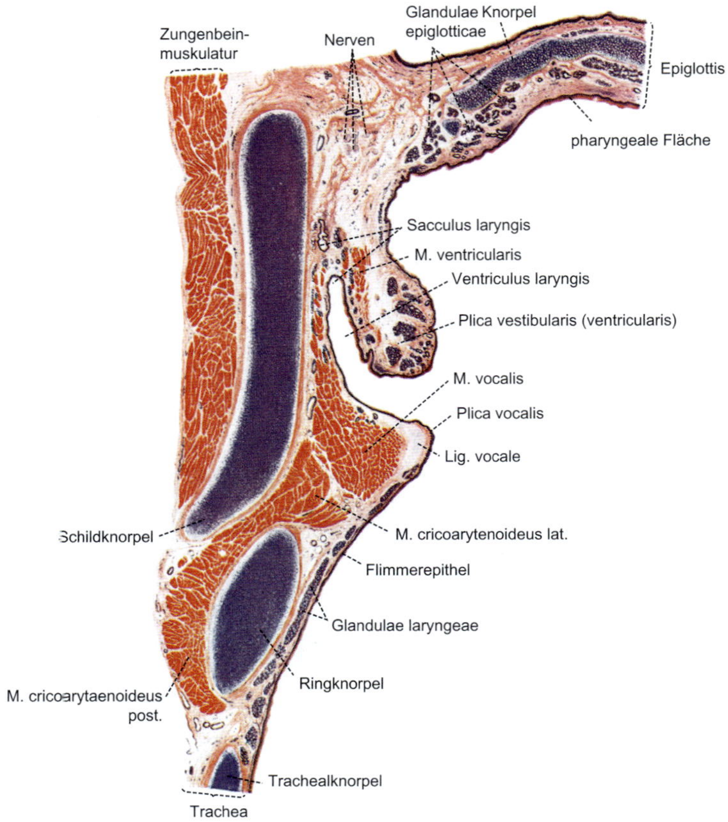

Abb. 2.2 Halber Kehlkopf bei geringer Vergrößerung (Nachzeichnung) (Sobotta: Histologie. Urban & Schwarzenberg, München, Wien, Baltimore., 5. A. 1997) [S018]

Unter der Epiglottis befinden sich 2 Schleimhautfaltenpaare, die kaudalen **Plicae vocales** (Stimmfalten) mit der zwischen ihnen liegenden Stimmritze und die kranialen **Plicae vestibulares** (Taschenfalten).

Plicae vocales Sie sind mit mehrschichtig unverhorntem Plattenepithel bedeckt. Ihre Lamina propria, hier als **Reinke-Raum** bezeichnet, ist drüsenfrei. Unter dem Epithel findet sich im Stroma elastisches Bindegewebe, welches das **Lig. vocale** (Stimmband) darstellt. Darunter verlaufen Bündel quer gestreifter Muskulatur, die **Mm. vocales.**

Plicae vestibulares Sie sind mit respiratorischem Epithel bedeckt, und ihre Lamina propria enthält seromuköse Drüsen. In ihrem bindegewebigen Stroma findet sich häufig lymphatisches Gewebe, das in seiner Gesamtheit als **Tonsilla laryngea** bezeichnet wird.

CHECK-UP

- Aus welchen Knorpelformen besteht das Skelett des Kehlkopfes?
- Was bezeichnet man als Reinke-Raum?

Jetzt bist du dran!

Überblick gewinnen

Notiere dir ca. 5 Stichwörter aus diesem Unterkapitel.

2.3 Luftröhre

Henrik Holtmann, Christoph Jaschinski

Anatomie, Histologie

Die **Trachea** ist 10–13 cm lang. Atemabhängig verändert sich ihre Länge um bis zu 5 cm. Die Trachea leitet die Luft vom Kehlkopf zu den Hauptbronchien im Brustkorb.

2.3.1 Makroskopischer Aufbau

Die Luftröhre lässt sich in eine **kraniale Pars cervicalis** und eine **kaudale Pars thoracica** untergliedern. Die Pars cervicalis tracheae reicht vom Unterrand der Ringknorpels i. H. HWK 6–7 bis zur oberen Thoraxapertur. Als Pars thoracica tracheae bezeichnet man den Abschnitt von der oberen Thoraxapertur bis zur **Bifurcatio tracheae,** der Aufgabelung der Luftröhre in die beiden Hauptbronchien.

MERKE

Die Bifurcatio tracheae liegt i. H. BWK 4. Das entspricht dem 2. ICR der vorderen Thoraxwand.

Auf der ventralen Seite der Luftröhre imponieren 16–20 hufeisenförmige Knorpelspangen, **Cartilagines tracheales.** Sie sind über Ringbänder, **Ligg. anularia,** miteinander verbunden. Die Hinterwand der Luftröhre bildet die bindegewebige **Paries membranaceus,** in welcher der M. trachealis liegt. Durch den untersten Trachealknorpel wölbt sich ein halbmondfömiger Kiel, **Carina tracheae,** in das Trachealumen der Bifurkation vor. Die **Membrana bronchopericardiaca** zieht von der Vorderseite der Bifurcatio tracheae über die Rückseite des Perikards sowohl zum Zwerchfell als auch zum Lungenhilus und fixiert somit die Luftröhre im Brustkorb.

2.3.2 Topografie

Der Pars cervicalis tracheae liegen ventral der **Schilddrüsenisthmus** und lateral beidseits die **Schilddrüsenlappen** auf. Die Pars thoracica tracheae grenzt ventral an den **Truncus brachiocephalicus,** der dorsal der V. brachiocephalica dextra und des Thymus liegt. Die **V. azygos** zieht über den rechten Hauptbronchus nach ventral und drainiert von dorsal in die V. cava superior. Links liegt die Pars thoracica tracheae in unmittelbarer Nachbarschaft zur **Aorta,** die über den linken Hauptbronchus nach dorsal zieht. In der Rinne zwischen Luft- und Speiseröhre verläuft beidseits der **N. laryngeus recurrens** zur Kehlkopfmuskulatur. Dorsal liegt der Trachea im gesamten Verlauf der **Ösophagus** an.

2.3.3 Feinstruktur

Die Wand der Trachea besteht aus 3 Schichten:

- Tunica mucosa mit Lamina epithelialis und Lamina propria: Die Lamina epithelialis besteht hier aus respiratorischem Epithel, die Lamina propria enthält seromuköse Drüsen **(Gll. tracheales)** und histaminbildende Mastzellen.
- **Tunica fibromusculocartilaginea:** Sie besteht aus 20 hufeisenförmigen und nach dorsal offenen hyalinen Knorpelspangen und den dazwischenliegenden elastischen **Ligg. anularia.** Die dorsale Verbindung der offenen Enden wird **Paries membranacea** genannt und enthält den transversal verlaufenden glatten **M. trachealis.**
- Tunica adventitia: besteht aus lockerem Bindegewebe und verbindet die Trachea mit ihrer Umgebung wie z. B. dem Ösophagus.

CHECK-UP

Beschreibe den histologischen Schichtenbau der Trachea!

Jetzt bist du dran!

Überblick gewinnen

Notiere dir ca. 5 Stichwörter aus diesem Unterkapitel.

2.4 Bronchialbaum

Henrik Holtmann, Christoph Jaschinski

Anatomie, Histologie

2.4.1 Makroskopischer Aufbau

Es gibt einen proximalen, luftleitenden **(konduktiven)** und einen distalen, gasaustauschenden **(respiratorischen)** Abschnitt:

- **Bronchi principales dexter et sinister:** Der rechte Hauptbronchus ist weitlumiger, kürzer und verläuft steiler. Der linke Hauptbronchus ist englumiger, länger und hat einen horziontaleren Abgang. Daher gelangen aspirierte Fremdkörper häufiger in den rechten als in den linken Hauptbronchus. Der **Winkel zwischen den beiden Hauptbronchien** beträgt zwischen **55° und 65°.** Bei Einatmung verkleinert sich der Winkel durch das Tiefertreten der Lunge, bei Ausatmung wird er größer. Durch das **Lig. interbronchiale,** das die beiden ersten Knorpelspangen der beiden Hautbronchien miteinander verbindet, wird der Winkel stabil gehalten.
- **Bronchi lobares:** Aus dem rechten Hauptbronchus zweigen **3 Bronchi lobares** ab und bilden das Grundgerüst des rechten Ober-, Mittel- und Unterlappens. Aus dem linken Hauptbronchus entspringen hingegen nur **2 Bronchi lobares.** Sie bilden das Fundament des linken Ober- und Unterlappens.
- **Bronchi segmentales:** Auf der rechten Seite gehen aus den Bronchi lobares **10 und** auf der linken Seite **9 Segmentalbronchien** hervor.
- **Bronchi lobulares:** Die Bronchi segmentales verzweigen sich weiter in mittlere und kleine Läppchenbronchien.
- **Bronchioli terminales:** Als **letzter Abschnitt des luftleitenden Abschnitts** entsprechen sie in etwa der 16. Teilungsgeneration.
- **Bronchioli respiratorii:** Sie bilden den **1. Abschnitt des gasaustauschenden Abschnitts.** Folgerichtig finden sich ab den Bronchioli respiratorii vereinzelt Lungenbläschen **(Alveolen)** für den Gasaustausch. Häufig teilen sich die die Bronchioli respiratorii noch ungefähr 3-mal. Dadurch entstehen nomenklatorisch Bronchioli respiratorii I.–III. Ordnung.
- **Ductus alverolares:** Sie enden oft in 2 Sacculi alveolares.
- **Sacculi alveolares:** Sie bestehen aus mehreren Alveolen und ihrer gemeinsamen Mündung. Die Sacculi alveolares entsprechen in etwa der 24. Teilungsgeneration.

MERKE

- Während **Bronchien** Knorpelspangen und distal Knorpelplatten enthalten, sind die **Bronchiolen** knorpelfrei.
- **Azinus:** umfasst alle von einem terminalen Bronchiolus ausgehenden gasaustauschenden Strukturen des Bronchialbaums. Er mündet in 1500–4000 Alveolen.
- Mehrere Azini bilden ein **Lungenläppchen** (Lobulus pulmonis), das durch feine Bindegewebssepten von den anderen Läppchen getrennt ist.

2.4.2 Feinstruktur

MERKE

Als **Bronchien** werden Teile des Bronchialbaums bezeichnet, die Knorpelgewebe und seromuköse Drüsen in ihren Wänden enthalten. Dagegen ist die Wand der **Bronchiolen** knorpel- und drüsenfrei.

Bronchien

Die Wandschichten der Bronchien setzen sich wie die der Trachea aus der Tunica mucosa, der Tunica fibromusculocartilaginea und der Tunica adventitia zusammen. Die Lamina epithelialis der Tunica mucosa besteht auch hier aus respiratorischem Epithel mit Becherzellen. Darin finden sich neuroendokrine Zellen, die einzeln als **Kultschitzky-Zellen** oder in Gruppen als **neuroepitheliale Körperchen** vorliegen können. Diese zum diffusen neuroendokrinen System **(DNES)** gehörenden Zellen stellen Chemorezeptoren dar, die die Atemgaskonzentration messen und über parakrine Sekretion den Tonus der Bronchial- und Gefäßmuskulatur beeinflussen. Die Lamina propria enthält seromuköse Drüsen **(Gll. bronchiales),** Abwehrzellen sowie längs verlaufende elastische Fasern. Seltener findet man Bronchialdrüsen auch in anderen Wandschichten.

Die Tunica fibromusculocartilaginea besteht aus zirkulär verlaufender glatter Muskulatur und unregelmäßig geformten hyalinen Knorpelplatten, die mit dem elastischen bindegewebigen Stroma verbunden sind.

In der Tunica adventitia, die hier als **peribronchiales Bindegewebe** bezeichnet wird, verlaufen die Gefäße und Nerven des Bronchialbaums.

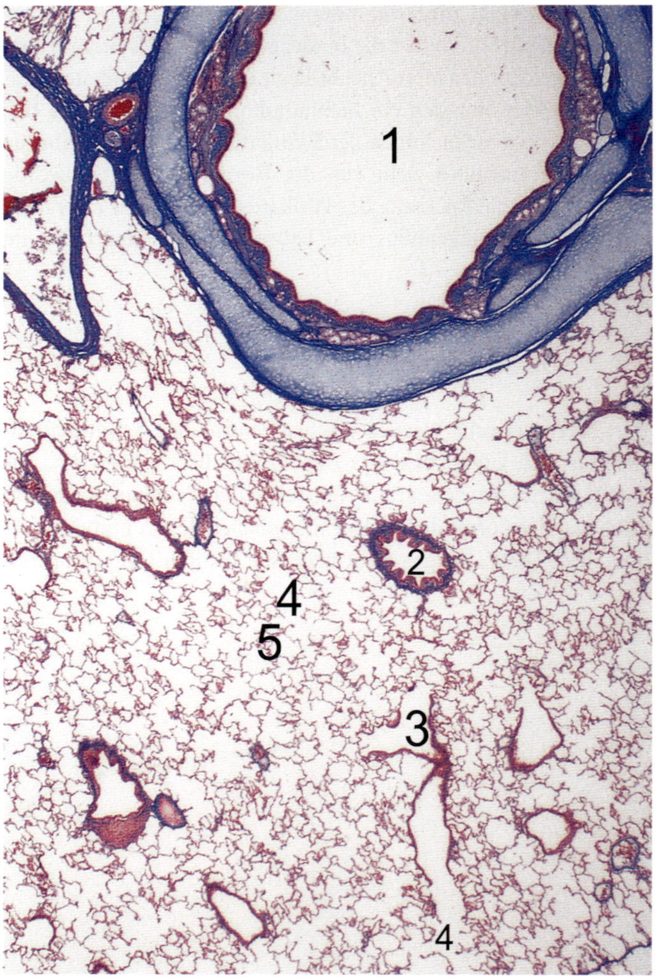

Abb. 2.3 Bronchus (1) mit Bronchiolus (2), Bronchiolus terminalis, der in Bronchioli respiratorii übergeht (3), Ductus alveolaris (4) und Alveolen (5) im Anschnitt (Azan, 20-fach). Im Gegensatz zum Bronchus verfügt der Bronchiolus über ein sternförmiges Lumen. [M375]

Bronchioli

Ihre Wand enthält weder Knorpel noch Drüsen (➤ Abb. 2.3). Die proximalen Abschnitte der Bronchiolen weisen noch respiratorisches Epithel (mehrreihig hochprismatisches Flimmerepithel) auf, das aber an Höhe immer mehr abnimmt. In den Bronchioli respiratorii besteht das Epithel aus einfach kubischen zilienfreien Zellen. Becherzellen sind schon ab den Bronchioli terminales nicht mehr zu finden.

Besonders im Epithel der Bronchioli terminales finden sich **Keulenzellen** (Club-Zellen, ehemals als Clara-Zellen benannt), sekretorische zilienfreie Zellen. Sie sezernieren eine glykoproteinhaltige Substanz, die eine Verlegung der Atemwege verhindert, und Proteine wie z. B. surfactantassoziierte Proteine **(SP-A und SP-D)** und ein Keulenzellen (ehem. Clara-Zell-Protein [Clara cell secretory protein, **CCSP**]), die der Abwehr infektiöser Mikroorganismen dienen und die Lunge vor Entzündungen schützen.

Die zirkuläre Muskelschicht ist in den Bronchiolen stark ausgeprägt und wird autonom innerviert. Der Sympathikus führt zu einer Bronchodilatation und erweitert die Atemwege. Der Parasympathikus führt zu einer Bronchokonstriktion. Der Muskelschicht unterliegt eine dicke Schicht elastischer Fasern (gemeinsam als **Tunica fibromuscularis** bezeichnet).

CHECK-UP

- Was sind Keulenzellen und was ist ihre Aufgabe?
- Was unterscheidet (histologisch) Bronchien von Bronchiolen?
- Welchen Einfluss nehmen Sympathikus und Parasympathikus auf die glatte Muskulatur der Bronchiolen?

Jetzt bist du dran!

Überblick gewinnen

Notiere dir ca. 5 Stichwörter aus diesem Unterkapitel.

2.5 Lunge

Henrik Holtmann, Christoph Jaschinski

Anatomie, Histologie

Die Lunge **(Pulmo)** dient dem Gasaustausch zwischen Atemluft und Blut. Bei maximaler Ausatmung (Exspiration) haben die beiden Lungenflügel ein Gesamtvolumen von **2–3 l**, bei tiefer Einatmung (Inspiration) sogar **5–8 l.** Ein Lungenflügel wiegt etwa **400 g.** Insgesamt hat die Lunge eine Oberfläche von **70–140 m²**.

2.5.1 Makroskopischer Aufbau

Kranialwärts verjüngt sich jeder Lungenflügel zur Lungenspitze **(Apex pulmonis),** die über die obere Thoraxapertur hinausragt. Kaudal sitzt die konkave Lungenbasis **(Basis pulmonis)** dem Zwerchfell auf.

Es lassen sich an den Lungenflügeln 3 Flächen unterscheiden: **Facies diaphragmatica, Facies mediastinalis** und **Facies costalis.** Auf der Facies mediastinalis liegt der Lungenhilus **(Hilum pulmonis),** an dem die Gefäße, Bronchien, Nerven und Lymphgefäße als Lungenwurzel **(Radix pulmonis)** ein- bzw. austreten. Dabei liegen die Vv. pulmonales stets ventrokaudal. Die Lage des Hauptbronchus und der Aa. pulmonales unterscheiden sich zwischen rechter und linker Seite: Rechts liegt der Hauptbronchus kranial der A. pulmonalis **(eparterielle Lage).** Links liegt der Hauptbronchus kaudal der A. pulmonalis **(hyparterielle Lage).**

Bei äußerer Betrachtung lassen sich die Lappen der Lungenflügel durch Spalten, die **Fissurae interlobares,** voneinander abgrenzen. Den Ober- und den Unterlappen trennt auf beiden Seiten die **Fissura obliqua.** Sie zieht von dorsal i. H. der 4. Rippe schräg nach ventral i. H der 6. Rippe. Auf der rechten Seite wird der Oberlappen vom Mittellappen noch zusätzlich durch die **Fissura horizontalis,** die parallel zur 4. Rippe verläuft, getrennt.

Analog zur Struktur des Bronchialbaums besteht die rechte Lunge aus 10 Segmenten und die linke Lunge aus 9 Segmenten. Dabei besitzt der rechte Oberlappen 3 Segmente, der rechte Mittellappen 2 Segmente und der rechte Unterlappen 5 Segmente. Der linke Oberlappen besteht aus 5 Segmenten, der linke Unterlappen aus 4 Segmenten. Somit entspricht der linke Oberlappen dem rechten Ober- und Mittellappen.

MERKE

Dem linken Lungenflügel fehlt i. d. R. das 7. Segment.

FOKUS

Das **Bronchialkarzinom** ist die am häufigsten zum Tode führende Krebserkrankung bei Männern und Frauen in der westlichen Welt. Jährlich erkranken ca. 50.000 Menschen in Deutschland an einem Bronchialkarzinom. Typische Symptome sind: blutiger Husten, rezidivierende Bronchitiden, Gewichtsverlust und Abgeschlagenheit. Das Risiko, an einem Bronchialkarzinom zu erkranken, ist bei Rauchern im Vergleich zu Nichtrauchern um das 28-Fache erhöht.

2.5.2 Bronchoarterielle Einheit

Der Segmentbronchus und die ihn begleitenden Strukturen bilden eine abgeschlossene Atmungseinheit, die man auch als bronchoarterielle Einheit bezeichnet.

Im Zentrum der Einheit verlaufen der **Segmentbronchus,** ein **Ast der A. pulmonalis** sowie Nerven und Lymphgefäße. Feinste Äste der A. pulmonalis folgen der Aufteilung des Bronchialbaums und ziehen als Kapillaren zum Gasaustausch in die Alveolen.

Die rückführenden **Äste der V. pulmonalis** und begleitende Lymphgefäße bilden den Rand der bronchoarteriellen Einheit und laufen zwischen den Segmenten **(intersegmental)** in den Bindegewebssepten zurück zum Hilum pulmonis.

2.5.3 Topografie

Die Lunge liegt in den beiden **Pleurahöhlen.** Sie grenzen kaudal an das Zwerchfell, lateral an die Rippen und medial an das Mediastinum. Medial trifft der linke Lungenflügel auf linke Herzkammer, linkes Herzohr, Aortenbogen, A. subclavia sinistra und Ösophagus. Der rechte Lungenflügel liegt in unmittelbarer Nachbarschaft zum rechten Vorhof, V. cava superior, V. azygos, V. subclavia dextra und Ösophagus.

2.5.4 Feinstruktur

Alveoli

Die bläschenförmigen Alveolen (➤ Abb. 2.3) gehen von den Ductus alveolares ab. Sie liegen einzeln oder in Gruppen, dann als Sacculus alveolaris, um einen Ductus alveolaris herum. Benachbarte Alveolen sind durch **Interalveolarsepten** voneinander getrennt, wobei diese gleichzeitig die Wände der Alveolen bilden. In diesen Wänden findet sich ein Kapillarnetz, das jeweils immer zwei benachbarte Alveolen versorgt und eine Gesamtoberfläche von **100 m²** aufweist. Darüber hinaus haben die Septen Löcher, sog. **Kohn-Poren,** deren Funktion nicht eindeutig geklärt ist.

Die Alveolen sind von einem einschichtig flachen Epithel bedeckt, das 2 spezifische Zelltypen enthält, die durch Tight junctions miteinander verbunden sind: Pneumozyten vom Typ I und Typ II.

Pneumozyten Typ I (Alveolarepithelzellen Typ I) Diese Zellen sind äußerst flach, nehmen bis zu 95 % der Alveolaroberfläche ein und dienen dem Gasaustausch. Sie bilden zusammen mit dem geschlossenen Endothel der Kapillaren sowie der Basallamina die Blut-Luft-Schranke, die den Austausch der Atemgase kontrolliert. Die Schranke ist unterschiedlich dick, im Durchschnitt ca. 0,6 µm.

MERKE

Blut-Luft-Schranke

O_2 und CO_2 müssen durch Diffusion die Blut-Luft-Schranke überwinden. Diese besteht aus:

- Surfactant
- Pneumozyten Typ I
- Basalmembran
- Kapillarendothel
- Erythrozytenmembran

Pneumozyten Typ II (Alveolarepithelzellen Typ II) Typ-II-Zellen sind kubisch und finden sich nur vereinzelt im Alveolarepithel. Aus ihnen regenerieren sich die Pneumozyten Typ I. Außerdem produzieren sie das **Surfactant** (Antiatelektasefaktor, Surface active agent). Surfactant besteht zu 90 % aus Phospholipiden, v. a. **Lezithin,** und zu 10 % aus den Proteinen SP-A und SP-D. Der Faktor wird in Sekretvesikeln **(Lamellenkörpern)** gespeichert, verteilt sich nach der Exozytose auf der gesamten Alveolaroberfläche und sorgt dafür, dass die Oberflächenspannung des Flüssigkeitsfilms auf dem Alveolarepithel vermindert wird. Dadurch wird ein Kollaps der Alveolen und Bronchioli terminales bei der Exspiration verhindert.

Bindegewebe und Makrophagen Das dünne subepitheliale Bindegewebe der Septen enthält neben den Kapillaren Kollagenfibrillen, elastische Fasern (verantwortlich für die Retraktionskraft der Lunge) und Myofibroblasten.

Auf dem Alveolarepithel liegen außerdem **Alveolarmakrophagen,** die zum MPS gehören. Sie wandern durch die Alveolen. Dabei phagozytieren sie Keime, tote Zellen sowie Staub und transportieren dies entweder in die regionären Lymphknoten oder in die oberen Atemwege. Unter dem EM enthalten sie reichlich Lysosomen in ihrem Zytoplasma.

FOKUS

Beim **Asthma bronchiale** kommt es neben einer Kontraktion der glatten Bronchialmuskulatur zu einem Schleimhautödem und zur Sekretion eines glasigen, zähen Schleims, der zahlreiche eosinophile Granulozyten enthält.

CHECK-UP

- Woraus besteht die Blut-Luft-Schranke?
- Woraus besteht Surfactant und wer produziert es?
- Welche Aufgabe haben die Pneumozyten Typ I?

Jetzt bist du dran!

Überblick gewinnen

Notiere dir ca. 5 Stichwörter aus diesem Unterkapitel.

2.6 Pleura

Henrik Holtmann, Christoph Jaschinski

Anatomie, Histologie

2.6.1 Makroskopischer Aufbau

Die Pleura kleidet als seröse Haut die Pleurahöhle, **Cavitas pleuralis,** aus. Als Lungenfell **(Pleura visceralis)** überzieht sie die Lunge bis in die Tiefe der Fissurae interlobares, als Brustfell **(Pleura parietalis)** liegt sie dem Thorax an.

MERKE

Die **Pleura parietalis** wird durch die Nn. intercostales und den N. phrenicus **sensibel innerviert** und ist **schmerzempfindlich.** Im Gegensatz dazu ist die Pleura visceralis nicht sensibel innerviert und vermittelt auch keine Schmerzempfindung.

Am Lungenhilus geht die Pleura visceralis in die Pleura parietalis über und bildet dabei eine kaudale Umschlagfalte, das **Lig. pulmonale.** Den Übergang von Pleura visceralis in Pleura parietalis bezeichnet man als **Mesopneumonium.**

Die Pleuraflächen werden nach den angrenzenden Strukturen benannt. So untergliedert man in **Pars costalis, Pars mediastinalis** und **Pars diaphragmatica.** In der Cavitas pleuralis finden sich stets 5 ml seröse Gleitflüssigkeit. Ein Ultrafiltrat des Blutes **(Transsudat),** das ein reibungsarmes Gleiten der Lungen ermöglicht und Adhäsionskräfte hervorruft, welche die Lunge an die Thoraxwand drücken. In der Pleurahöhle herrscht abhängig von der Atemlage ein Unterdruck von –5 bis –8 cm H_2O **(Donders-Unterdruck).**

Da sich das Lungenvolumen bei Einatmung vergrößert, besitzt die Pleurahöhle Reserveräume (Recessus), um die Volumenzunahme aufnehmen zu können. Man unterscheidet:

- **Recessus costodiaphragmaticus:** ist der größte und klinisch bedeutsamste Reserveraum. Er reicht rechts bis hinter den rechten Leberlappen und links bis hinter Magen und Milz. Teilweise kann er sich links sogar bis zur linken Niere ausdehnen. An seiner breitesten Stelle beträgt der Durchmesser ca. 6 cm. Aufgrund seiner kaudalen Lage bietet es sich an, Flüssigkeiten im Recessus costodiaphragmatics zu punktieren. Eine Punktion erfolgt meistens im 7./8. ICR in der hinteren Axillarlinie (HAL).
- **Recessus costomediastinalis:** liegt dorsal des Sternums zwischen Perikard und Brustwand. Der linke Recessus costomediastinalis ist größer als der rechte, weil die linke Lunge kleiner ist.
- **Recessus phrenicomediastinalis:** wird dorsal von Zwerchfell und Mediastinum gebildet.
- Nach kranial besitzt die Lunge kaum Ausdehnungsmöglichkeiten, da die Pleurakuppel, **Cupulae pleurae,** über die **Membrana suprapleuralis** bindegewebig fixiert ist. Die Membrana suprapleuralis ist die Fortsetzung der Fascia endothoracica und befestigt die Pleurakuppel an der 1. Rippe und der Clavicula. Die Pleurakuppel ragt 2–3 cm über die obere Thoraxapertur.

KLINIK

Die Ansammlung von Flüssigkeit in der Pleurahöhle bezeichnet man als **Pleuraerguss.** Da die Pleurahöhlen nicht miteinander kommunizieren und auch vom Herzbeutel vollständig getrennt sind, sprechen doppelseitige Ergüsse für eine systemische Ursache, wie z. B. Herzinsuffizienz oder Verminderung der Blutproteine. Einseitige Pleuraergüsse können bei Lungenentzündungen oder als inflammatorische Reaktion auf ein Bronchialkarzinom entstehen.

2.6.2 Feinstruktur

Pleura visceralis und parietalis bestehen jeweils aus Mesothel, das einer Basallamina aufliegt, und einem darunterliegenden elastischen Bindegewebe mit vielen Blut- und Lymphgefäßen.

Jetzt bist du dran!

Überblick gewinnen

Notiere dir ca. 5 Stichwörter aus diesem Unterkapitel.

2.7 Angewandte und topografische Anatomie

Christoph Jaschinski

Anatomie, Histologie

2.7.1 Oberflächenanatomie

Zur Lagebeschreibung verwendet man folgende gedachte senkrecht nach unten verlaufende Linien:

- **Medioklavikularlinie** (MCL): von der Mitte der Clavicula ausgehend
- **Vordere Axillarlinie** (VAL): von der vorderen Begrenzung der Axilla, den Mm. pectorales, ausgehend
- **Mittlere Axillarlinie** (MAL): von der Mitte der Axilla ausgehend
- **Hintere Axillarlinie** (HAL): von der hinteren Begrenzung der Axilla, dem M. latissimus dorsi, ausgehend
- **Skapularlinie** (SL): vom Angulus inferior der Scapula ausgehend
- **Paravertebrallinie** (PVL): durch die Querfortsätze der Wirbelsäule

2.7.2 Projektionen von Lunge und Pleura

Die Projektion der unteren Grenzen von Lunge und Pleura (➤ Tab. 2.2) ist atemabhängig.

Das Zwerchfell hat eine Atemverschieblichkeit von ca. 7 cm.

- Die rechte Zwerchfellkuppel liegt bei Exspiration im 4. ICR, bei Inspiration i. H. der 7. Rippe.
- Die linke Zwerchfellkuppel liegt etwa einen halben ICR tiefer.

Pleurafreie Dreiecke an der vorderen Brustwand:

- Trigonum thymicum: vor dem Thymus und hinter dem Manubrium sterni
- Trigonum cardiacum: vor dem Herzen und hinter dem Corpus sterni, seitlich begrenzt durch die Recc. costomediastinales der Pleurahöhlen. Entspricht dem Feld der **absoluten Herzdämpfung.**

Tab. 2.2 Projektion der unteren Lungen- und Pleuragrenzen auf den Thorax in Atemruhelage

Linie	Lunge	Pleura
MCL	6. Rippe	7. Rippe
VAL	7. Rippe	8. Rippe
MAL	8. Rippe	9. Rippe
HAL	9. Rippe	10. Rippe
SL	10. Rippe	11. Rippe
PVL	11. Rippe	12. Rippe

FOKUS

Ein **Pancoast-Tumor** (**Lungenkarzinom** der Lungenspitze, d. h. ein bösartiger Tumor) kann aufgrund der engen Nachbarschaft den Plexus brachialis, das Ganglion cervicothoracicum, den N. laryngeus recurrens, den N. phrenicus, Rippen, Wirbel und Halsorgane infiltrieren und schädigen.

Jetzt bist du dran!

Überblick gewinnen

Notiere dir ca. 5 Stichwörter aus diesem Unterkapitel.

Jetzt bist du dran!

Zeichenaufgabe

Beschrifte die Knorpel des Larynx. Zeichne die Bandstrukturen farbig ein und beschrifte auch sie.

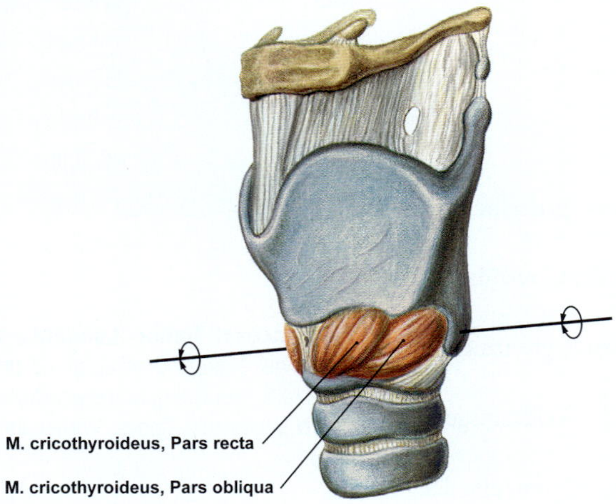

Sobotta-Archiv aus Paulsen/Waschke. Sobotta Atlas der Anatomie. 25. A. 2022 © Elsevier GmbH [S700]

Setze die unten genannten Begriffe in die richtige Reihenfolge. Notiere dir darunter die wichtigsten Stichpunkte zum Bau des jeweiligen Abschnitts.

Bronchus principales

Bronchus segmentalis

Trachea

Bronchiolus

Bronchus lobaris

[V492]

Anregungen zur weiteren Wiederholung

Lege eine Tabelle mit folgenden Punkten an: Zelle – Lokalisation – Funktion.
Setze stichwortartig die im Trachealbaum vorkommenden Zellen ein, wo sie zu finden sind und welche Aufgabe sie haben.

Überblick gewinnen

Nutze deine gesammelten Stichwörter für eine Mindmap oder eine gegliederte Stichwortliste.

KAPITEL

Physik

3 Mechanik des Kreislaufsystems

3.1 Druck

Thomas Wenisch

Physik

3.1.1 Definition und Einheiten

Der Druck ist definiert als eine auf die Oberfläche einwirkende Kraft F bezogen auf die Größe der Fläche A:

$$P = \frac{F}{A}$$

SI-Einheit des Drucks: das **Pascal (Pa),** 1 Pa = 1 N/m^2.

In der Technik werden Drücke in **bar** oder in Vielfachen des **Atmosphärendrucks (atm)** angegeben:

$$1\,\text{bar} = 1\,\text{atm} \mathrel{\hat{=}} 1\frac{\text{kg}}{\text{cm}^2} \mathrel{\hat{\approx}} \frac{10\text{N}}{10^{-4}\text{m}^2} = 10^5\,\text{Pa} = 100\,\text{kPa}$$

Da hier die unterschiedlichen Größen Kraft und Masse einander gegenüberstehen, wird nicht das Gleichheitszeichen verwendet, sondern ≙ für „entspricht" oder bei der gerundeten Angabe $\hat{\approx}$ für „entspricht ungefähr".

1 kg entspricht 9,81 N und der normale Luftdruck in Meereshöhe beträgt 1,013 bar = 1013 mbar.

MERKE

1 mbar = 1 hPa.

Der Druck wurde früher mit einem Quecksilbermanometer, d. h., einem mit Quecksilber gefüllten, u-förmigen Rohr gemessen. Für den Druck in Millimeter-Quecksilbersäule (mmHg) wurde auch die Einheit Torr verwendet, 1 Torr = 1 mmHg. In der Medizin wir der Blutdruck in mmHg angegeben.

MERKE

Für die **Umrechnung** von Torr (mmHg) in Millibar bzw. Pascal gilt:
1 mmHg = 1,33 mbar = 1,33 hPa

3.1.2 Schweredruck in Flüssigkeiten

Beim Eintauchen in eine Flüssigkeit nimmt wegen des Gewichts der darüberliegenden Flüssigkeitsschicht der Druck zu. Dieser Schweredruck wird als **hydrostatischer Druck** bezeichnet.

$$P = 1\,\text{bar} \cdot \frac{\text{Wassertiefe}}{10\,\text{m}}$$

P – Dichte der Flüssigkeit

Die Druckzunahme erfolgt linear mit wachsender Eintauchtiefe h.

Im Wasser nimmt der Duck mit einem Bar pro 10 m Wassertiefe zu:

$$P = 1\,\text{bar} \cdot \frac{\text{Wassertiefe}}{10\,\text{m}}$$

Der hydrostatische Druck hängt nur von der Eintauchtiefe ab, nicht von der Form des Gefäßes (➤ Abb. 3.1). Diese Regel erscheint auf den ersten Blick nicht selbstverständlich und wird deshalb als **hydrostatisches Paradoxon** bezeichnet.

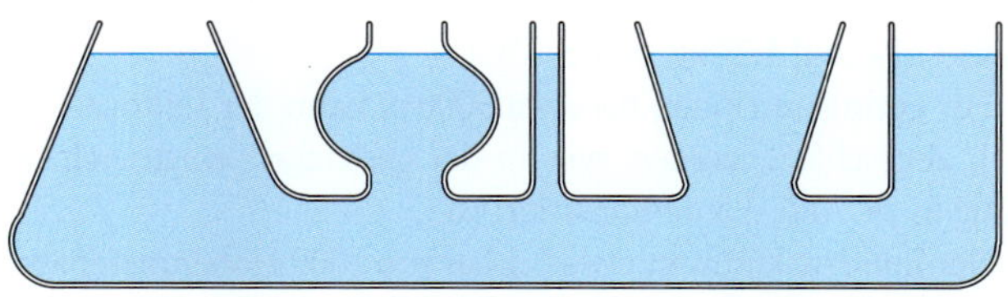

Abb. 3.1 Hydrostatisches Paradoxon: Der Druck hängt nur von der Eintauchtiefe ab. [L253]

3.1.3 Kolbendruck

Ein Kolben (➤ Abb. 3.2), auf den die Kraft F_1 wirkt, erzeugt in der Flüssigkeit den Druck:

$$P = \frac{F_1}{A_1}$$

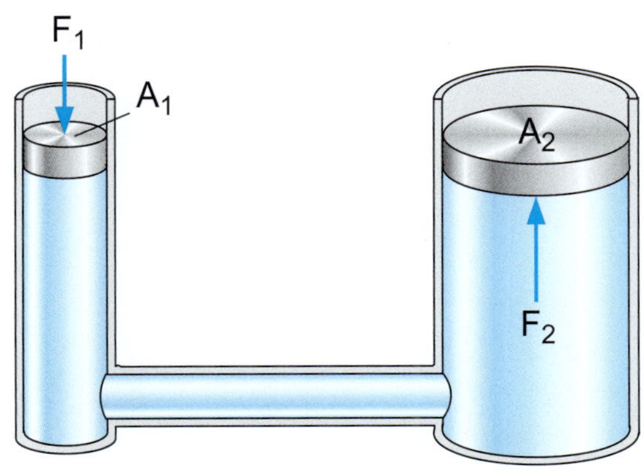

Abb. 3.2 Hydraulische Kraftübertragung [L253]

Innerhalb der Flüssigkeit herrscht überall der gleiche Druck. Damit wirkt auf den rechten Kolben die Kraft:

$$F_2 = P \cdot A_2 = F_1 \cdot \frac{A_2}{A_1}$$

Wird der linke Kolben nach unten gedrückt, bewegt sich der rechte Kolben um eine Strecke nach oben, die um das Verhältnis A_1/A_2 kleiner ist. Kraft kann so nicht nur übertragen, sondern auch verstärkt werden. Die Übersetzung verändert nur den Betrag der wirkenden Kraft. Die Arbeit, d. h. das Produkt aus Kraft und zurückgelegtem Weg, ist auf beiden Seiten gleich.

3.1.4 Luftdruck

Die oberen Schichten der Atmosphäre drücken durch ihr Gewicht die unteren Schichten zusammen. Deshalb nimmt der Luftdruck exponentiell mit der Höhe h über dem Erdboden ab (➤ Abb. 3.3). Den Druckverlauf gibt die barometrische Höhenformel an:

$$P_{(h)} = P_0 \cdot e^{-\frac{\rho_0 \cdot g}{P_0} \cdot h}$$

P_0 ist der Luftdruck und ρ_0 die Dichte der Luft in Meereshöhe (1.013 hPa und 1,29 kg/m^3 bei 0 °C).

Für geringere Höhen bis etwa 5000 m kann der Luftdruck einfach abgeschätzt werden, wie an der gestrichelt eingezeichneten Linie in ➤ Abb. 3.3 demonstriert ist.

Der Luftdruck nimmt etwa 0,1 bar pro 1000 Höhenmeter ab.

CHECK-UP

- Wie rechnest du die Einheiten des Drucks bar, mbar, Pascal, mmHg ineinander um?
- Wie verändert sich der Luftdruck mit zunehmender Höhe?
- Wie verändert sich der hydrostatische Druck mit zunehmender Tiefe?

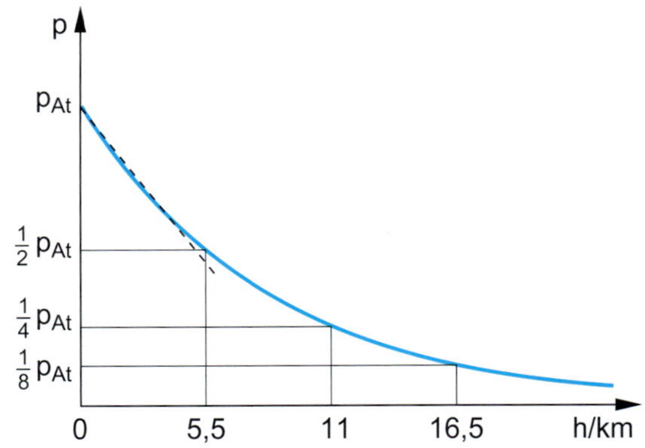

Abb. 3.3 Der Luftdruck nimmt exponentiell mit der Höhe ab. Die gestrichelte Linie zeigt eine lineare Näherung für geringe Höhen. [L253]

Jetzt bist du dran!

Überblick gewinnen

Notiere dir ca. 5 Stichwörter aus diesem Unterkapitel.

3.2 Verformung fester Körper

Thomas Wenisch

Physik

3.2.1 Verformungsbereiche

Äußere Kräfte können einen festen Körper verformen. Für alle Arten der Verformung können prinzipiell die folgenden Bereiche unterschieden werden (➤ Abb. 3.4):

- **Elastische Verformung:** Der Körper nimmt nach dem Verschwinden der äußeren Kräfte wieder seine ursprüngliche Gestalt an.
- **Plastische Verformung:** Es kommt zum „Fließen" des Materials. Der Körper nimmt nach dem Wegfall der äußeren Kräfte nicht wieder seine ursprüngliche Form an, er bleibt dauerhaft verformt.
- **Reißen oder Bruch:** Das Material wird zerstört.

Bei vielen Stoffen besteht bei geringen Verformungen eine Proportionalität zwischen den einwirkenden Kräften und der Stärke der Verformung. Diese Linearität wird **Hooke-Gesetz** genannt.

Bei einer stärkeren Verformung ist diese Linearität meist nicht mehr gegeben. In ➤ Abb. 3.4 reicht der Gültigkeitsbereich des Hooke-Gesetzes bis zum Punkt R.

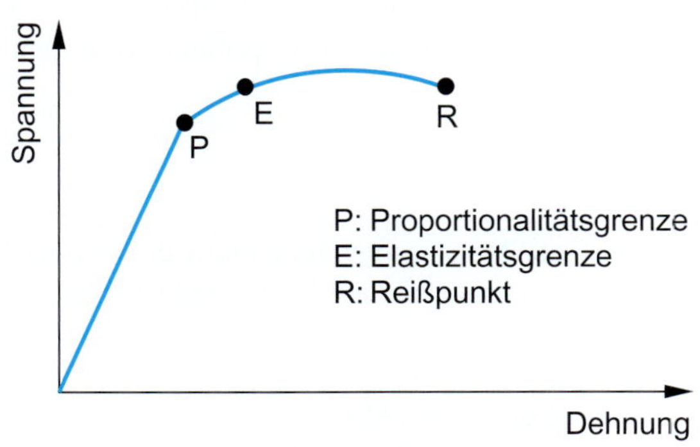

Abb. 3.4 Verformungsbereiche am Beispiel eines Spannungs-Dehnungs-Diagramms [L253]

3.2.2 Arten der Verformung

Dehnung

Das Verhältnis einer **Zugkraft F** zur **Querschnittsfläche A** des Stabs wird als Spannung σ bezeichnet:

$$\sigma = \frac{F}{A}$$

Dadurch wird der Stab um die Strecke Δl gedehnt. Die Dehnung ε ist das Verhältnis der Längenänderung zur ursprünglichen Länge:

$$\varepsilon = \frac{\Delta l}{l}$$

Die Dehnung eines Materials ist stets mit einer Querkontraktion verbunden. Umgekehrt würde eine einseitige Stauchung eine Querschnittsvergrößerung zur Folge haben.

Innerhalb gewisser Grenzen sind Längs- und Querdeformation zueinander proportional.

$$\frac{\Delta A}{A} = -\mu \cdot \frac{\Delta l}{l}$$

Der Proportionalitätsfaktor μ ist eine materialabhängige Konstante, sie wird **Poisson-Zahl** oder auch **Querkontraktionsfaktor** genannt.

Für geringe Verformungen ist das Verhältnis von Spannung zu Dehnung bei vielen Stoffen eine Konstante.

$$E = \frac{\sigma}{\varepsilon} = \frac{F/A}{\Delta l/l} = \frac{F \cdot l}{A \cdot \Delta l}$$

Das **Elastizitätsmodul** E oder kurz als E-Modul ist eine Materialkonstante.

Einheit des Elastizitätsmoduls: N/m^2.

Biegung

Eine Kraft, die senkrecht zur Längsachse eines Stabs wirkt, verursacht eine Biegung (➤ Abb. 3.5). Auf der Außenseite der Krümmung wird das Material gedehnt, auf der Innenseite gestaucht. In der Mitte des Stabs befindet sich die **neutrale Faser,** sie behält ihre ursprüngliche Länge bei.

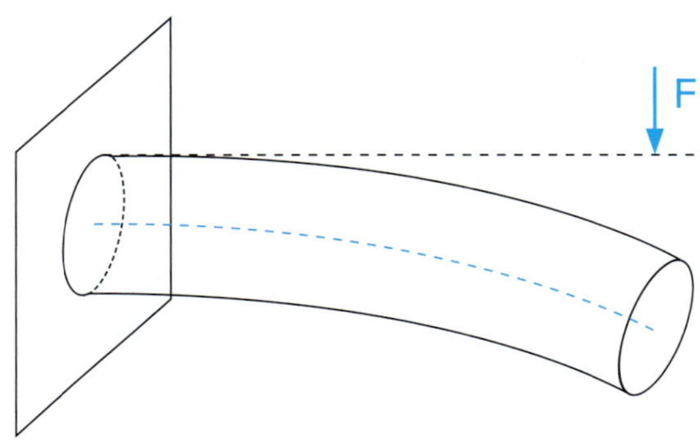

Abb. 3.5 Biegung eines Stabs, die gestrichelt gezeichnete neutrale Faser behält ihre ursprüngliche Länge [L253]

Scherung

Bei einer Scherung werden parallele Schichten eines Körpers durch eine tangential angreifende Kraft gegeneinander verschoben (➤ Abb. 3.6).

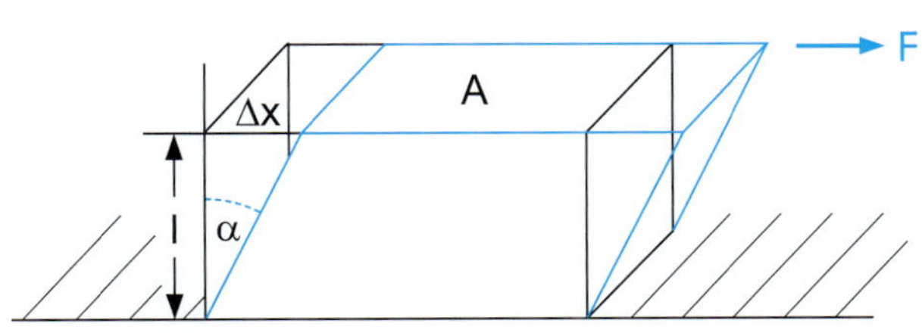

Abb. 3.6 Scherung eines Körpers [L253]

Die Scherspannung τ ist das Verhältnis von **Scherkraft F** und Querschnittsfläche A:

$$\tau = \frac{F}{A}$$

Und die Scherung Y ist:

$$\gamma = \frac{\Delta x}{l} = \tan\alpha$$

α ist der Scherwinkel.

Schubmodul G Auch **Torsionsmodul.** Es ist ein Maß für die Formelastizität eines Körpers und beschreibt das Verhältnis G von Scherspannung und Scherung.

Einheit: N/m^2.

$$G = \frac{\tau}{\gamma} = \frac{F/A}{\Delta x/l} = \frac{F \cdot l}{A \cdot \Delta x} = \frac{F}{A \cdot \tan\alpha}$$

Torsion

Eine Torsion (Verdrillung) erfolgt, wenn ein Stab an einem Ende fixiert ist und am anderen Ende ein Drehmoment ausgeübt wird. Parallele Querschnitte werden gegeneinander verdreht.

Zwischen dem Drehmoment M = F · r und dem Torsionswinkel ϕ besteht folgender Zusammenhang:

$$M = \frac{\pi \cdot G \cdot r^4}{2 \cdot l} \cdot \varphi$$

Darin ist G das Torsions- bzw. Schubmodul.

Kompression

Durch einen allseitig wirkenden Druck ändert sich das Volumen eines Körpers.

$$P = K \cdot \frac{\Delta V}{V}$$

Kompressionsmodul K Auch Volumenelastizitätsmodul.

- Einheit: N/m^2.
- Der Kehrwert des Kompressionsmoduls 1/K heißt **Kompressibilität κ.**
- **Flüssigkeiten** in sehr guter Näherung gelten als nicht komprimierbar.

Dehnung einer Feder

Bei der Dehnung oder beim Zusammendrücken einer Feder ist die Längenänderung x der auf die Feder wirkenden Kraft F proportional. Im linearen elastischen Bereich der Verformung gilt das **Hooke-Gesetz:**

$$F = D \cdot x$$

Die **Federkonstante D** gibt die Härte der Feder an; Einheit: N/m.

Spannenergie Die in einer gespannten Feder gespeicherte Energie beträgt:

$$W = \frac{1}{2} \cdot D \cdot x^2$$

Viskoelastizität

Viskoelastische Stoffe ähneln in ihrer Struktur eher einer zähen Flüssigkeit als einem kristallinen Festkörper. Die Moleküle sind gegeneinander verschiebbar. Dabei treten geschwindigkeitsabhängige Reibungskräfte auf.

Die Deformation ist **zeitabhängig.**

Nach dem Anlegen äußerer Kräfte erreicht ein Körper den Endwert seiner Verformung exponentiell nach einer für das Material typischen **Relaxationszeit τ** (tau). Die Spannungsrelaxation wird beschrieben durch:

$$\sigma_{(t)} = \sigma_0 \cdot e^{-\frac{t}{\tau}}$$

σ_0 ist die konstante Ausgangsspannung und τ die Zeit, nach der sich die Spannung um den Faktor e^{-1} = 0,37 reduziert hat.

CHECK-UP

- Beschreibe die Bereiche einer Verformung.
- Welche Arten der Verformung kennst du?
- Was sagt das Hooke-Gesetz? Wann gilt es?

Jetzt bist du dran!

Überblick gewinnen

Notiere dir ca. 5 Stichwörter aus diesem Unterkapitel.

3.3 Kräfte an Grenzflächen

Thomas Wenisch

Physik

Oberflächenspannung

Die Moleküle einer Flüssigkeit ziehen sich gegenseitig an. Auf ein Molekül an der Flüssigkeitsoberfläche wirkt eine resultierende Kraft, die es in Richtung des Flüssigkeitsinneren zieht. Eine Flüssigkeit hat daher stets das Bestreben, eine möglichst kleine Oberfläche zu bilden.

Soll die Oberfläche der Flüssigkeit vergrößert werden, muss gegen diese Anziehungskraft Arbeit verrichtet werden.

Die Oberflächenspannung σ, auch Grenzflächenspannung genannt, ist der Quotient aus der aufwandten Arbeit W und der erzielten Oberflächenvergrößerung A. Sie nimmt mit steigender Temperatur ab.

Einheit: N/m.

$$\sigma = \frac{W}{A}$$

Oberflächenaktive Substanzen Einige Stoffe wie z. B. Seifen, Tenside in Waschmitteln oder Lipoproteine können die Oberflächenspannung einer Flüssigkeit deutlich herabsetzen. Sie sind meist als langkettige Moleküle aufgebaut, die an einem Ende eine polare Gruppe tragen.

- Der polare Teil tritt in Kontakt mit den Wassermolekülen. Er verhält sich **hydrophil** bzw. **lipophob.**
- Der langkettige apolare Teil zeigt das Verhalten eines wasserunlöslichen Stoffs, dieses wird **hydrophob** bzw. **lipophil** genannt.

An der Wasseroberfläche bildet sich ein Film. Die polaren Teile zeigen ins Flüssigkeitsinnere, die apolaren Ketten nach außen.

Oberflächenaktive Stoffe bilden im Inneren der Flüssigkeit **Mizellen,** kleinste kugelförmige Gebilde, an deren Wand die hydrophilen Molekülenden nach außen zeigen und die lipophilen Teile nach innen.

Kapillarwirkung

An der Grenzfläche zwischen einer Flüssigkeit und einem Festkörper werden 2 Kräfte unterschieden:

- **Kohäsionskraft:** die Kraft zwischen gleichartigen Molekülen, z. B. den Molekülen der Flüssigkeit
- **Adhäsionskraft:** die Kraft zwischen verschiedenartigen Molekülen, d. h. zwischen den Molekülen der Flüssigkeit und des Festkörpers

Sind die Adhäsionskräfte größer als die Kohäsionskräfte, ist es für die Flüssigkeit energetisch günstiger, die Kontaktfläche zum Festkörper zu vergrößern. Es tritt **Kapillaraszension** auf, in einem dünnen Rohr steigt die Flüssigkeit nach oben.

CHECK-UP

- Was bedeuten die Begriffe lipophil/lipophob bzw. hydrophil/hydrophob und wie hängen sie mit einem polaren bzw. apolaren Aufbau eines Moleküls zusammen?
- Warum tritt bei Wasser eine Kapillaraszension auf?

Jetzt bist du dran!

Überblick gewinnen

Notiere dir ca. 5 Stichwörter aus diesem Unterkapitel.

3.4 Strömung von Flüssigkeiten und Gasen

Thomas Wenisch

Physik

3.4.1 Definition

Für bewegte Flüssigkeiten und Gase lässt sich die **Volumenstromstärke I** als das pro Zeitintervall transportierte Volumen V definieren

$$I = \frac{\Delta V}{\Delta t}$$

SI-Einheit der Volumenstromstärke: m^3/s. Gebräuchlich sind aber die Vielfachen dieser Einheit, z. B. Liter/Minute.

3.4.2 Kontinuitätsbedingung

Die Volumenstromstärke lässt sich durch den Rohrquerschnitt A und die Strömungsgeschwindigkeit V = ds/dt ausdrücken:

$$\frac{dV}{dt} = \frac{d(A \cdot s)}{dt} = \frac{A \cdot ds}{dt} = A \cdot v$$

Da Flüssigkeit nicht komprimiert werden kann, ist die Volumenstromstärke **konstant.**

An jeder Stelle eines Rohrs muss durch den Querschnitt in der gleichen Zeit das gleiche Volumen transportiert werden. Damit ergibt sich bei einer Veränderung des Rohrquerschnitts (> Abb. 3.7) die Kontinuitätsbedingung:

$$A_1 \cdot v_1 = A_2 \cdot v_2$$

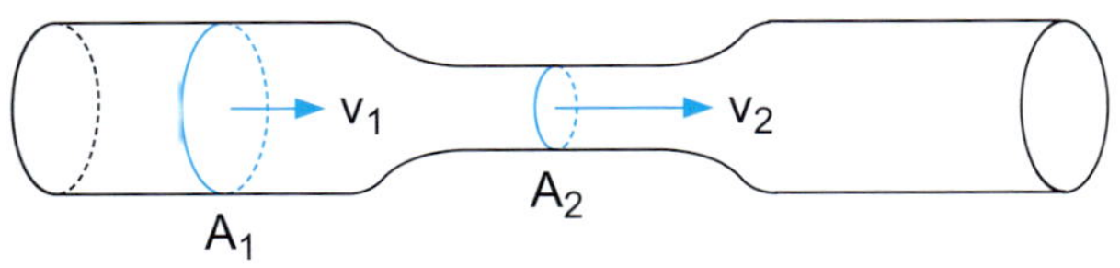

Abb. 3.7 Kontinuität der Volumenstromstärke [L253]

MERKE
An der Engstelle eines Rohrs nimmt die Strömungsgeschwindigkeit des Mediums zu.

Obwohl Gase komprimiert werden können, zeigen sie – zumindest solange die Strömungsgeschwindigkeit klein gegen die Schallgeschwindigkeit in dem betreffenden Gas ist – das gleiche Verhalten.

3.4.3 Bernoulli-Gleichung

An der Engstelle eines Rohrs ändert sich auch der Druck innerhalb des strömenden Mediums.

Wenn die Teilchengeschwindigkeit an einer Rohrverengung zunimmt, steigt die kinetische Energie der Teilchen. Die innere Energie des Mediums und damit sein Druck müssen entsprechend abnehmen, damit die Gesamtenergie konstant bleibt und der Energiesatz nicht verletzt wird.

$$\frac{1}{2} \cdot m \cdot v_1^2 + P_1 \cdot V = \frac{1}{2} \cdot m \cdot v_2^2 + P_2 \cdot V = const.$$

Die Division durch das Volumen ergibt die **Bernoulli-Gleichung:**

$$\frac{1}{2} \cdot \rho \cdot v_1^2 + P_1 = \frac{1}{2} \cdot \rho \cdot v_2^2 + P_2 = const.$$

Die Division von Masse durch das Volumen ergibt die Dichte ρ.

MERKE
Venturi-Effekt: Bei Zunahme der Strömungsgeschwindigkeit fällt der Druck.

Die Bernoulli-Gleichung lässt sich auch schreiben als:

$$\frac{1}{2} \cdot \rho \cdot v^2 + P = P_{ges}$$

Der Ausdruck

$$\frac{1}{2} \cdot \rho \cdot v^2$$

wird als **dynamischer Druck** oder als **Staudruck** bezeichnet; P heißt **statischer Druck.** Die Summe aus beiden ergibt den **Gesamtdruck.**

3.4.4 Strömungswiderstand

Bewegungsenergie geht durch innere Reibung verloren. Die Reibung in Flüssigkeiten und Gasen ist geschwindigkeitsabhängig.

Laminare Strömung

Bei einer laminaren Strömung verhält sich das bewegte Medium, als sei es aus einzelnen Schichten aufgebaut, die aneinander vorbeigleiten, ohne sich zu durchmischen.

Jede Schicht darf eine bestimmte Geschwindigkeitsdifferenz zur benachbarten Schicht nicht überschreiten. Es entsteht ein typisches Geschwindigkeitsprofil (> Abb. 3.8).

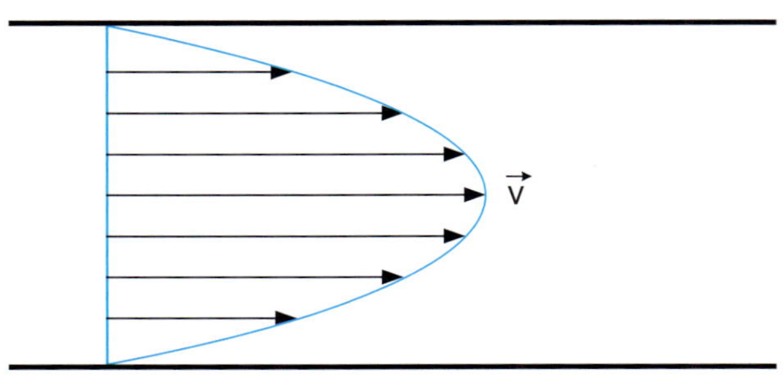

Abb. 3.8 Laminare Strömung [L253]

Die am Rand liegende Flüssigkeitsschicht kann nur eine geringe Geschwindigkeit erreichen. In der Mitte ist die Strömungsgeschwindigkeit am größten.

Strömungswiderstand R Wegen des Energieverlusts durch Reibung nimmt der Druck entlang des Rohrs kontinuierlich ab. Zwischen den Enden eines Rohrs besteht eine Druckdifferenz ΔP.

Die Volumenstromstärke I ist zu dem Druckunterschied ΔP proportional. Damit folgt für den Strömungswiderstand R:

$$R = \frac{\Delta P}{I}$$

Dieser Zusammenhang wird wie in der Elektrizitätslehre als **Ohm-Gesetz** bezeichnet.

Leitwert Der Leitwert L eines Rohrs ist der Kehrwert des Widerstands, L = 1/R.

Gesetz von Hagen-Poiseuille Mithilfe dieses Gesetzes lässt sich der Strömungswiderstand für eine laminare Strömung in einem zylindrischen Rohr mit dem Durchmesser r und der Länge l ermitteln.

$$R = \frac{8 \cdot \eta \cdot l}{\pi \cdot r^4}$$

Besonders zu beachten ist die Abhängigkeit von der 4. Potenz des Radius. Ändert sich der Radius um den Faktor 2, so verändert sich der Strömungswiderstand um den Faktor 16.

Dynamische Viskosität Die dynamische Viskosität η (eta) ist ein Maß für die „Zähigkeit" eines Mediums. Sie nimmt mit steigender Temperatur ab.

SI-Einheit: Pa · s.

Fluidität Die Fluidität ist der Kehrwert der Viskosität, ihre Einheit ist $(\text{Pa} \cdot \text{s})^{-1}$. Umgangssprachlich könnte man sie mit „Fließfähigkeit" übersetzen.

MERKE

Der Strömungswiderstand eines zylindrischen Rohrs hängt von verschiedenen Faktoren ab:
- **linear** von der Rohrlänge,
- **linear** von der Viskosität der Flüssigkeit,
- mit der **4. Potenz** vom Radius und
- wegen $A \sim r^2$ **quadratisch** von der Querschnittsfläche.

Im Gesetz von Hagen-Poiseuille ist die Viskosität eine Konstante, die unabhängig von Druck und Strömungsgeschwindigkeit ist. Eine Flüssigkeit, auf die diese Voraussetzungen zutreffen, wird **Newton-Flüssigkeit** genannt.

MERKE

Das Gesetz von Hagen-Poiseuille gilt nur für laminare Strömungen von Newton-Flüssigkeiten durch ein starres Rohr (r = const.).

Für kleine Änderungen des Radius kann die Näherung

$$(1 \pm x)^n \approx 1 \pm n \cdot x$$

angewandt werden.
Beispiel:

$$(1 + 0{,}05)^4 \approx 1 + 4 \cdot 0{,}05 = 1 + 0{,}2 = 1{,}2$$

Bei einer Änderung des Radius um 5 % ändert sich der Strömungswiderstand um etwa 20 %.

Turbulente Strömung

Wenn die Schichten des strömenden Mediums nicht mehr störungsfrei aneinander vorbeigleiten, bilden sich Wirbel. Es entsteht eine **turbulente Strömung.**

Turbulenzen erhöhen den Strömungswiderstand. Die Volumenstromstärke einer turbulenten Strömung ist bei gleicher Druckdifferenz immer geringer als die einer laminaren Strömung.

Reynolds-Zahl Re Sie gibt einen Hinweis auf den Strömungszustand. Die Reynolds-Zahl Re ist eine **dimensionslose Zahl** und beträgt für ein gerades zylindrisches Rohr der Länge l:

$$Re = \frac{l \cdot v \cdot \rho}{\eta}$$

v ist die mittlere Geschwindigkeit der Strömung.

Kinematische Viskosität Für den Quotienten aus der dynamischen Viskosität und der Dichte des Mediums wird die kinematische Viskosität ν eingeführt.

Einheit: m^2/s.

$$\nu = \frac{\eta}{\rho}$$

Die Reynolds-Zahl kann nun ausgedrückt werden als:

$$Re = \frac{l \cdot v}{\nu}$$

Der **Übergang** von einer laminaren zu einer turbulenten Strömung erfolgt bei einer nur experimentell bestimmbaren kritischen Reynolds-Zahl $Re_{krit.}$.

Für Reynolds-Zahlen Re < 1000 kann aber stets von einer laminaren Strömung ausgegangen werden.

3.4.5 Kirchhoff-Gesetze

Eine Strömung durch ein Netzwerk verzweigter Röhren bzw. Kapillaren kann mithilfe der **Kirchhoff-Gesetze** analysiert werden.

Knotenregel

Die Summe der in eine Verzweigung ein- und ausfließenden Ströme ist gleich null.

$$\sum_i I_i = 0$$

Dies ist eine Kontinuitätsbedingung. Jedes Teilchen, das in eine Verzeigung hineinfließt, muss diese auch wieder verlassen.

Maschenregel

In einem geschlossen Umlauf addieren sich die Druckgefälle zu null.

$$\sum_{i} \Delta P_i = 0$$

Die Richtung des Umlaufs ist beliebig. Wird etwa durch eine Pumpe Druck erzeugt, so wird dieser Beitrag als negativ gezählt.

In gleicher Weise lassen sich die Kirchhoff-Regeln auch auf den elektrischen Stromkreis anwenden. Wie in der Elektrizitätslehre bei der Schaltung von Widerständen kann auch bei Reihen- und Parallelschaltung mehrerer Kapillaren der Strömungswiderstand berechnet werden.

Reihenschaltung (Serienschaltung, Hintereinanderschaltung)

Die Widerstände der einzelnen Kapillaren addieren sich.

$$R_{ges.} = R_1 + R_2 + R_3 + \dots$$

Parallelschaltung

Es addieren sich die Leitwerte der Kapillaren.

$$L_{ges.} = L_1 + L_2 + L_3 + \dots$$

Werden anstelle der Leitwerte die Widerstände eingesetzt, folgt:

$$\frac{1}{R_{ges.}} = \frac{1}{R_1} + \frac{1}{R_2} + \frac{1}{R_3} + \dots$$

CHECK-UP

- Was kennzeichnet eine laminare und was eine turbulente Strömung?
- Wie ändern sich Strömungsgeschwindigkeit und Druck an einer Engstelle?
- Was gibt die Reynolds-Zahl an?
- Was beschreibt das Gesetz von Hagen-Poiseuille?
- Wie verändert sich der Strömungswiderstand einer Kapillare bei einer Änderung der Länge, des Durchmessers, der Querschnittsfläche der Kapillare oder der Viskosität der Flüssigkeit?

Jetzt bist du dran!

Überblick gewinnen

Notiere dir ca. 5 Stichwörter aus diesem Unterkapitel.

Jetzt bist du dran!

Zeichenaufgabe

Setze die Tabelle fort. Sammle alle Formeln aus diesem Kapitel.

Name der Gleichung	Formel	Was besagt sie?
Hooke-Gesetz	$F = D \cdot x$	Beschreibt elastische Verformung von Festkörpern, wenn linear

Anregungen zur weiteren Wiederholung

Lege eine Tabelle wie oben für alle genannten Einheiten dieses Kapitels an

Was?	Einheit	Details
Druck	**Pascal (Pa),** 1 Pa = 1 N/m^2	Beispiel Druck = auf eine Oberfläche einwirkende Kraft F bezogen auf die Größe der Fläche A

Oder

Zeichne eine Mindmap mit allen wichtigen genannten Teilgebieten, den dazugehörigen Formeln und ihrer Bedeutung (stichpunktartig).

Wenn du willst, ergänze je ein Beispiel, in dem das Gesetz im Körper Anwendung findet. (z. B. Torsion bei Knochenbrüchen oder die Oberflächenaktivität beim Aufbau der Zellmembran).

Überblick gewinnen

Nutze deine gesammelten Stichwörter für eine Mindmap oder eine gegliederte Stichwortliste.

KAPITEL

4 Atmung

4.1 Allgemeine Grundlagen

Franziska Breidt, Vorauflage: Ludwig Schlemm

Physiologie

4.1.1 Nichtrespiratorische Lungenfunktion

Die Hauptaufgaben der Lunge sind der Gasaustausch, also Aufnahme von Sauerstoff und Abgabe von Kohlendioxid, und die Regulierung des pH-Werts des Körpers. Die Lunge ist ebenfalls an der **spezifischen** und **unspezifischen Abwehr** von potenziellen Krankheitserregern beteiligt. Durch Schleimproduktion und rachenwärts gerichtete Zilienbewegungen werden Keime aus dem Bronchialbaum entfernt. Sekretorische **Immunglobuline A**, die sich wie an allen Schleimhäuten auch in der Lunge befinden, helfen den Lungenmakrophagen bei der Bekämpfung von Krankheitserregern. Zusätzlich finden einige **metabolische Prozesse** statt, wie die Umwandlung von Angiotensin I zu Angiotensin II und die Deaktivierung von Bradykinin an den Endothelien der Lungengefäße.

4.1.2 Physikalische Grundlagen

Ideales Gasgesetz

Grundlage des Rechnens mit Gasen bildet die **thermische Zustandsgleichung idealer Gase.** Diese besagt, dass das Produkt aus Druck p und Volumen V eines Gases proportional ist zur Temperatur T multipliziert mit der Stoffmenge n und der universellen Gaskonstante R:

$$p \times V = T \times n \times R$$

Es folgt, dass bei konstanter Temperatur eine Verkleinerung des Volumens mit einer ebensolchen Erhöhung des Drucks einhergeht.

In unserem täglichen Umfeld haben wir es nur selten mit reinen Gasen zu tun. Meistens handelt es sich um **Gasgemische** verschiedener Stoffe, wie z. B. Luft. Die Anteile der jeweiligen Gase an diesem Gasgemisch werden als **fraktionelle Anteile** zwischen 0 (0 %) und 1 (100 %) angegeben. Das Produkt aus Gesamtdruck des Gasgemischs und dem fraktionellen Anteil einer seiner Komponenten liefert den **Partialdruck** dieses Bestandteils. Er entspricht dem Druck, den man messen könnte, wenn die Komponente allein das gesamte Volumen des Gasgemischs einnähme. Von besonderer physiologischer Bedeutung ist der Partialdrucks des Wasserdampfs **(Dampfdruck),** da dieser in verschiedenen Bereichen des Respirationstrakts variiert. Die Bestandteile atmosphärischer Luft und ihre Partialdrücke (bei Trockenheit, auf Meereshöhe) sind in ➤ Tab. 4.1 dargestellt. Ist die Wasserdampfsättigung nicht null, verringern sich die Partialdrücke entsprechend relativ, sodass der Gesamtdruck unverändert bleibt. Mit zunehmender Höhe sinken der Gesamtdruck und damit auch die Partialdrücke (s. u.).

Tab. 4.1 Partialdrücke trockener Luft in Meereshöhe

Komponente	Fraktioneller Anteil	Partialdruck	
		[kPa]	[mmHg]
Luft	1	101,325	760
N_2	0,781	79,12	594,05
O_2	0,210	21,23	159,24
CO_2	0,0039	0,39	2,93

Standardmessbedingungen für Volumina

Da das Volumen eines Gases von Temperatur, Gesamtdruck und Dampfdruck abhängt, ist es nötig, Standardbedingungen zu definieren. Man hat sich hierbei auf 3 Umgebungszustände geeinigt:

- **STPD-Bedingungen** (Standard Temperature, Pressure, Dry): Standardwerte für T = 0 °C, p = 101 kPa, Wasserdampfdruck von 0 kPa
- **BTPS-Bedingungen** (Body Temperature, Pressure, Saturated): entspricht den tatsächlichen Bedingungen in der Lunge mit T = 37 °C, dem aktuellen atmosphärischen Druck und der Wasserdampfsättigung bei 37 °C (6,25 kPa)
- **ATPS-Bedingungen** (Ambient Temperature, Pressure, Saturated): Druck, Temperatur und Dampfdruck, wie sie tatsächlich bei Messung vorliegen

Aus der Zustandsgleichung idealer Gase ergibt sich, dass $V_{BTPS} > V_{ATPS} > V_{STPD}$.

Löslichkeit von Gasen in Flüssigkeiten

Wenn Gase physikalisch in Flüssigkeiten gelöst sind, wird oft anstelle von Konzentrationen ebenfalls von Partialdrücken gesprochen. Damit ist der Partialdruck gemeint, der an der Grenzfläche der zu betrachtenden Flüssigkeit herrschen muss, sodass die Konzentration des gelösten Gases konstant bleibt. Übersteigt der so definierte Partialdruck eines in einer Flüssigkeit gelösten Gases den Partialdruck an der Grenzfläche zwischen Flüssigkeit und Luft, diffundiert so lange ein Teil des Gases aus der Flüssigkeit in die Luft, bis sich erneut ein Gleichgewicht einstellt **(Diffusionsgleichgewicht).**

CHECK-UP

- Erläutere das ideale Gasgesetz!
- Erkläre die Begriffe Partialdruck und Wasserdampf! Wie hoch ist die Sauerstoff- und die Kohlenstoffdioxidfraktion in trockener Luft?
- Wie unterscheiden sich STPD-, BTPS-, und ATPS-Bedingungen?

Jetzt bist du dran!

Überblick gewinnen

Notiere dir ca. 5 Stichwörter aus diesem Unterkapitel.

4.2 Atemmechanik

Franziska Breidt, Vorauflage: Ludwig Schlemm

Physiologie

4.2.1 Lungenvolumina und Statik des Atemapparats

Lungenvolumina

Im Rahmen der In- und Exspiration unterscheidet man die in ➤ Abb. 4.1 dargestellten Volumina und Kapazitäten. Dabei werden Kapazitäten stets als Summe mehrerer Volumina gebildet. Die Normwerte sind hierbei stark von Alter, Konstitution, Geschlecht und Trainingszustand anhängig und werden im Folgenden für einen gesunden jungen Mann mittlerer Größe angegeben.

Vitalkapazität Die Summe aus dem Atemzugvolumen (500 ml), dem inspiratorischen Reservevolumen (2500 ml), das bei bewusster tiefer Einatmung mobilisiert werden kann, und dem entsprechenden exspiratorischen Reservevolumen (1500 ml). Die Vitalkapazität beträgt damit rund 4500 ml. Atemzugvolumen und inspiratorisches Reservevolumen ergeben zusammen die **Inspirationskapazität** (3000 ml).

Residualvolumen Die Luftmenge, die nach forcierter Exspiration in der Lunge verbleibt (1500 ml). Das Volumen, das nach normaler Ausatmung in der Lunge verbleibt, bezeichnet man als **funktionelle Residualkapazität** (Summe aus Residualvolumen und exspiratorischem Reservevolumen, FRK). Diese ist deutlich größer als das Atemzugvolumen. Es wird also nicht bei jedem Atemzug die gesamte Luft der Lunge ausgetauscht, vielmehr findet eine Vermischung statt. Dies führt dazu, dass in den Alveolen praktisch eine konstante O_2- und CO_2-Konzentration herrscht. Das Residualvolumen nimmt im Alter zu.

Totalkapazität Lässt sich, wie in ➤ Abb. 4.1 ersichtlich, auf verschiedene Weise als Summe der beschriebenen Komponenten bestimmen.

Messung der Lungenvolumina

Für die Messung der beschriebenen Lungenvolumina stehen verschiedene Techniken zur Verfügung.

- **Spirometrie:** Gehört heute zu den Standardlungenfunktionstests. Der Patient atmet über ein Mundstück und die in- sowie exspiratorischen Volumina werden aufgezeichnet. Es lassen sich allerdings nicht alle (s. u.) Parameter bestimmen.
- **Ganzkörperplethysmografie:** Auch bekannt als großer Lungenfunktionstest. Hierbei sitzt der Patient in einer nach außen abgeschlossenen Kammer und atmet ebenfalls über ein Mundstück. Hier können mehr Parameter bestimmt werden als bei der Spirometrie (z. B.: Atemwiderstand, Residualvolumen und die totale Lungenkapazität).
- **Pneumotachograf:** Misst anstelle der Volumina die Geschwindigkeiten der ein- und ausgeatmeten Luft. Nach mathematischer Integration dieser Geschwindigkeitswerte erhält man die gesuchten Volumina. Allerdings lässt sich damit nicht das Residualvolumen bestimmen.

Druck-Volumen-Beziehung von Lunge und Thorax

Der Atemapparat kann funktionell in Lunge und Thorax zerlegt werden. Diese beiden Komponenten weisen eine unterschiedliche Elastizität (Dehnbarkeit) auf. Abhängig vom intrapulmonalen Volumen wird daher von diesen beiden Strukturen ein unterschiedlicher Druck generiert. Die entstehenden Druck-Volumen-Kurven (P-V-Kurve) bei isolierter Betrachtung von Lunge bzw. Thorax, ebenso wie die P-V-Kurve des gesamten Atemapparats, sind für das Verständnis der Statik des Atemapparats nötig (➤ Abb. 4.2).

Thoraxkurve Die Thoraxkurve zeigt, dass der Brustkorb bei niedrigen Lungenvolumina einen stark negativen Druck generiert; er ist bestrebt, sich auszudehnen. Erst bei Lungenvolumina ab 4 l findet sich ein positiver Druck. Das heißt, die Ruhestellung des Brustkorbs befindet sich bei 4 l; bei vermehrter Füllung generieren die **Rückstellkräfte** einen positiven Druck.

Lungenkurve Die Lungenkurve ist demgegenüber nach rechts verschoben und nicht S-förmig. Bei allen Lungenvolumina findet sich ein positiver Druck. Dies erklärt die Neigung der Lunge, sich stark zusammenzuziehen. Die Kurve flacht nach rechts hin ab, d. h., bei starker Dehnung nimmt die **Elastizität** der Lunge ab, auch mit starkem Drücken kann kein Volumen mehr in sie hineingepresst werden.

Atemapparatskurve Die Atemapparatskurve erhält man durch Addition der Drücke der Thorax- und Lungenkurve. Bei starker Exspiration überwiegt der vom Thorax erzeugte negative Druck, wohingegen sich das System nach starker Inspiration aufgrund

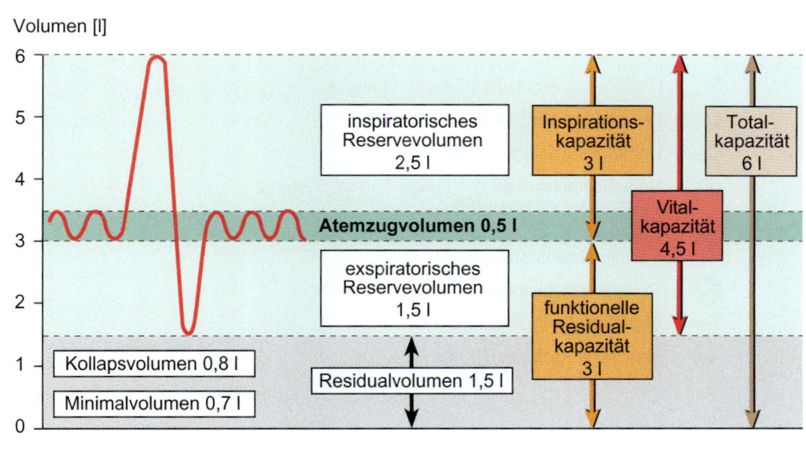

Abb. 4.1 Normwerte der Atemvolumina im Spirogramm (statische Atemgrößen) und ihre Beziehung zueinander [L106]

der Lungenelastizität zusammenzieht → positiver Druck. Entspricht das Volumen der funktionellen Reservekapazität wie am Ende eines normalen Atemzugs, ist der resultierende Druck 0, das System ist im Gleichgewicht. Der Körper ist in **Atemruhelage.**

Pleuradruck Der Pleuradruck lässt sich ebenfalls in ➤ Abb. 4.2 ablesen. Er entspricht der Differenz der Lungen- und Thoraxkurve und ist **stets negativ.** Dies und die **Kapillarhaftung** aufgrund der Pleuraflüssigkeit sind der Grund dafür, dass die Lunge nicht kollabiert und den Exkursionsbewegungen des Thorax während der In- und Exspiration folgt.

Statische Compliance

Die Volumenänderung, die mit einer gewissen Druckänderung erreicht werden kann, bezeichnet man als **Compliance** (Dehnbarkeit).

$$C = \frac{\Delta V}{\Delta P}$$

Sie ist in ➤ Abb. 4.2 als Steigung der Kurven enthalten. Die Compliance des Thorax nimmt bei stark negativen Drücken ab, während die Compliance der Lunge bei positiven Drücken und Volumina abnimmt. Zusammengenommen hat der Atemapparat die maximale Compliance im Bereich der physiologischen Atembewegung.

Der Kehrwert der Compliance wird als Elastance bezeichnet.

MERKE

Achtung: Im normalen Sprachgebrauch wird **Elastizität** als **Dehnbarkeit** verstanden, dies entspricht in unserem Fall der **Compliance.** Im physikalischen Sprachgebrauch beschreibt die Elastizität die Rückstellkraft eines Körpers/Materials, also das genaue Gegenteil der Compliance. In unserem Fall die **Elastance.**

Gesamtcompliance (Lunge + Thorax):

$$\frac{1}{C_{\text{gesamt}}} = \frac{1}{C_{\text{Lunge}}} + \frac{1}{C_{\text{Thorax}}}$$

Normwerte siehe ➤ Abb. 4.2.

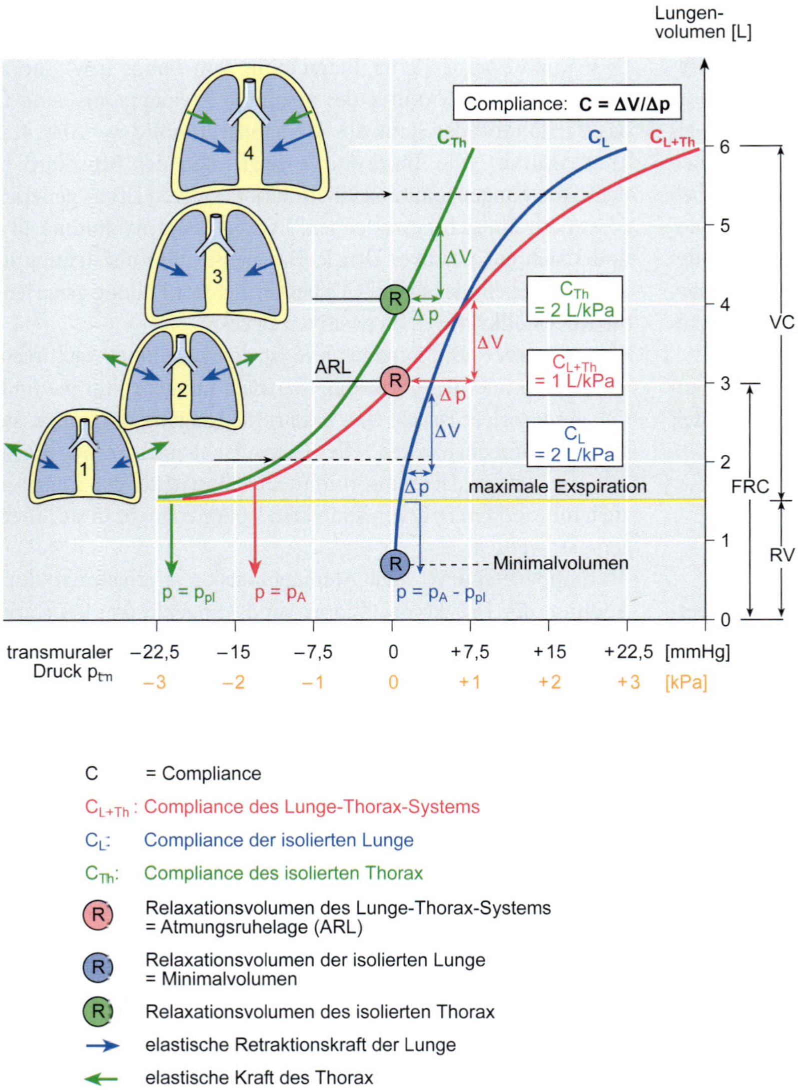

Abb. 4.2 Ruhedehnungskurven von Lunge und Thorax sowie Lunge und Thorax zusammen im Druck-Volumen-Diagramm [L231]

Oberflächenkräfte in der Lunge

Wir haben gesehen, dass die isolierte Lunge stets bestrebt ist, sich zu kontrahieren. Dies ist zu ⅓ auf die enthaltenen elastischen und kollagenen Fasern zurückzuführen. Hauptverantwortlich ist die **Oberflächenspannung** der Alveolen. Aufgrund physikalischer Gesetzmäßigkeiten streben die mit einem Flüssigkeitsfilm ausgekleideten Alveolen danach, sich zu verkleinern, was in der Summe zu der großen Retraktionskraft der Lungen führt. Die tatsächlich beobachtbare Oberflächenspannung ist jedoch deutlich geringer als erwartet. Dies liegt an der oberflächenaktiven Substanz **Surfactant.** Diese wird in den Alveolarmakrophagen Typ II produziert. Sie besteht aus Phospholipiden, Ca^{2+}-Ionen und Proteinen und kann die alveoläre Oberflächenspannung gleich einem Spülmittel um etwa den Faktor 10 senken. Surfactant erhöht damit die Compliance der Lunge.

KLINIK

Surfactant-Mangel tritt klinisch als **Atemnotsyndrom des Neugeborenen** bei bis zu 60 % aller vor der 30. SSW entbundenen Neugeborenen auf. Da die Lungen bei diesen Frühgeborenen noch kein Surfactant bilden können, kollabieren die Alveolen und erlauben keinen adäquaten Gasaustausch. Vor allem die Inspiration wird erschwert. Präventiv wird versucht, mit Gabe von Glukokortikoiden (Betamethason) die Lungenreifung vor der Geburt zu beschleunigen oder die Geburt mit wehenhemmenden (tokolytischen) Medikamenten zu verzögern.

4.2.2 Dynamik des Atemapparats

Atemmuskeln

Um den Atemapparat aus seiner Ruheposition auszulenken, ist Muskelarbeit erforderlich. Bei Ruheatmung übernimmt diese Aufgabe für die Inspiration größtenteils das **Zwerchfell,** während die Exspiration aufgrund der Rückstellkraft des Lungengewebes größtenteils passiv erfolgt. Ist diese **Abdominalatmung** nicht ausreichend, können die Mm. intercostales externi den Brustkorb in der Sagittalebene erweitern **(Brustatmung).** Nur bei starken Atemanstrengungen und Luftnot kommt die **inspiratorische Atemhilfsmuskulatur** zum Einsatz: Das sind Muskeln, die vorranging andere Aufgaben haben, aufgrund ihrer Insertion aber in der Lage sind, den Brustkorb zu heben. Dies sind die Mm. pectorales majores und minores, scaleni, sternocleidomastoidei sowie serrati anteriores. Als **exspiratorische Hilfsmuskeln** fungieren die Mm. intercostales interni und der M. rectus.

Atemruhelage Es besteht ein Gleichgewicht zwischen den passiven Retraktionskräften von Thorax und Lunge. Bei normaler Atmung befindet sich die Lunge am Ende der normalen Exspiration in Atemruhelage.

Atemwegswiderstand

Neben den bereits behandelten elastischen Atemwegswiderständen von Thorax und Lunge müssen auch nicht elastische Widerstände überwunden werden. Mit 85 % machen die **Strömungswiderstände** in den Atemwegen den Großteil dieser Widerstände aus. **Gewebewiderstände** durch Reibung tragen dazu etwa 15 % bei. Von besonderer praktischer Bedeutung ist der Strömungswiderstand. Dieser wird auch als **Resistance R** bezeichnet und kann analog dem Ohm-Gesetz als Quotient des intrapulmonalen Drucks (ΔP_{pul} = Differenz alveolärer Druck und Umgebungsdruck in kPa) und der Stromstärke (in l/s) berechnet werden:

$\dot{V}$

$$R = \frac{\Delta P_{pul}}{\dot{V}}$$

Der Atemwegswiderstand ist v. a. abhängig von der Weite der luftleitenden Abschnitte und liegt normalerweise bei ca. $0{,}2\,\frac{kPa \cdot s}{l}$.

Er steigt daher an bei verstärkter Schleimsekretion und parasympathisch vermittelter Bronchokonstriktion (Acetylcholin über muskarinerge Acetylcholinrezeptoren), z. B. bei Asthma. Noradrenalin hat hingegen über β_2-Rezeptoren (G_s-gekoppelt) einen bronchodilatativen Effekt. Bei forcierter Exspiration steigt der Atemwegswiderstand.

Druckveränderungen während der Atmung

Während der In- und der forcierten Exspiration treten typische Veränderungen der intrapulmonalen (alveolären) und -pleuralen Drücke auf (➤ Abb. 4.3):

- Der **Beginn der Inspiration** ist gekennzeichnet durch einen sich ausdehnenden Thorax. Die **Adhäsionskräfte** im Pleuraspalt und der **negative Pleuradruck** bewirken eine gleichzeitige Ausdehnung der Lunge. Da Luft aufgrund des Strömungswiderstands nicht unmittelbar in die Alveolen strömen kann, wird der alveoläre Druck kurzzeitig negativ.

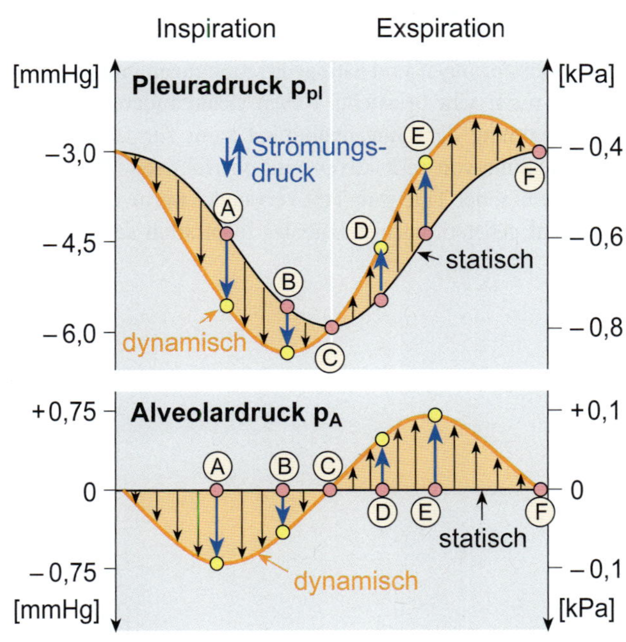

Abb. 4.3 Veränderungen des intrapulmonalen (u.) und intrapleuralen Drucks (o.) – relativ zum atmosphärischen Druck – im Verlauf eines Atemzugs unter normalen Ruhebedingungen. Die statische Kurve des intrapleuralen Drucks gibt die Druckwerte für die zugehörigen Stellungen des Atemapparats (o.) bei Atemstillstand an. Die dynamische Kurve des Pleuraldrucks entsteht durch Überlagerung des intrapulmonalen Drucks mit dem statischen Intrapleuraldruck. [L231]

- Im **weiteren Verlauf der Inspiration** dehnen sich der Thorax und die Lunge weiter aus. Der Pleuradruck wird dabei **stärker negativ.** Etwas zeitversetzt beginnt der Einstrom von Atemluft in die Alveolen, wobei die maximale Strömungsgeschwindigkeit mit dem maximal negativen intrapulmonalen Druck einhergeht.
- Während der **Exspiration** kehren sich die Vorgänge um: Der Thorax komprimiert die Lunge, was aufgrund der Resistance der Atemwege zu einem temporär **positiven intrapulmonalen Druck** führt. Dadurch wird der intrapleurale Druck **weniger negativ.** Luft beginnt auszuströmen, bis Thorax und Lunge durch die passiven Rückstellkräfte wieder ihre Ruhestellung eingenommen haben.

Bei nicht forcierter Exspiration (Ruheatmung) komprimiert der Thorax die Lunge nicht, sondern diese kehrt aufgrund ihrer eigenen Elastizität in die Ruheposition zurück. Dies führt im Vergleich zur forcierten Atmung zu negativeren Pleuradrücken während der Exspiration.

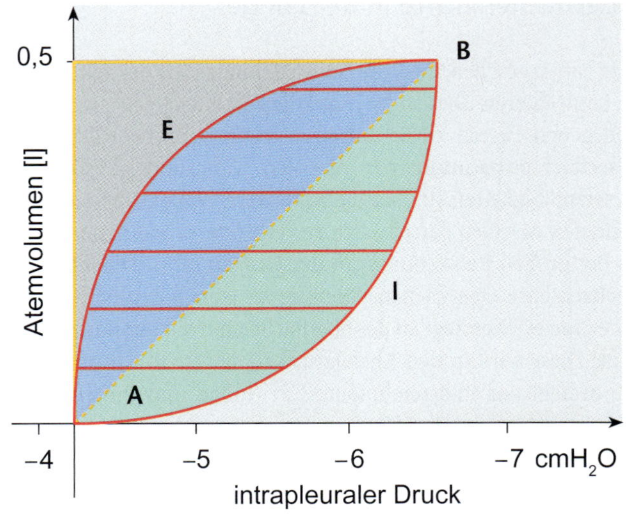

Abb. 4.4 P-V-Diagramm der Lunge bei normaler Ruheatmung. Die gelb gestrichelte Linie gibt den idealisierten statischen Verlauf ohne Berücksichtigung der viskösen Atemwiderstände wieder: I =Inspiration; E = Exspiration; A = Ausgangspunkt der Einatmung; B = Endpunkt der Einatmung; l = Liter. [L106]

Druck-Volumen-Diagramm und Atemarbeit

Die Phasen der In- und Exspiration lassen sich auch in einem P-V-Diagramm darstellen (➤ Abb. 4.4): Das zeitabhängige Atemvolumen wird gegen den intrapleuralen Druck aufgetragen. Die Atemarbeit lässt sich aus diesem Diagramm direkt als die rot schraffierte eingeschlossene Fläche ablesen. Da – wie beschrieben – hohe Strömungswiderstände für stark negative Drücke während der Inspiration und weniger negative Drücke während der Exspiration sorgen, beult eine pathologisch hohe Resistance der Atemwege die Fläche nach links und rechts aus und erhöht die Atemarbeit. Gleiches gilt für eine Zunahme der Atemtiefe in y-Richtung.

Ventilationsstörungen

Ventilationsstörungen sind häufige Erkrankungen und für die Betroffenen meist sehr belastend. Neben vielen anderen Tests und der Bestimmung der Lungenvolumina kann zur Diagnose und Unterscheidung von restriktiven und obstruktiven Ventilationsstörungen u. a. der Tiffeneau-Test verwendet werden. Dabei wird der Patient gebeten, nach maximaler Inspiration so schnell wie möglich so viel wie möglich auszuatmen. Das absolute Volumen wird als forcierte Vitalkapazität (FVC) bezeichnet. Das innerhalb einer Sekunde exspirierte Volumen ist das forcierte exspiratorische Volumen FEV_1 (Normalwert: 80 % der Vitalkapazität).

Restriktive Ventilationsstörungen Die Compliance der Lunge ist abnormal erniedrigt. Dies führt neben einer verkleinerten Totalkapazität zu einer proportional verkleinerten FVC und FEV_1, sodass der Quotient FEV_1/FVC normal oder sogar erhöht ist. Ursachen sind v. a. das Parenchym betreffende Prozesse wie Lungenfibrose, die Luftnot und Husten verursachen.

Obstruktive Ventilationsstörungen Gekennzeichnet durch erhöhte Strömungswiderstände. Dies hat eine erschwerte und verlangsamte Exspiration mit erhöhter Atemarbeit und sog. Air Trapping zur Folge. Das heißt, dass Luft in der Lunge gefangen bleibt und die Totalkapazität oftmals zu hoch ist. Der FEV_1-Wert ebenso wie der Quotient FEV_1/FVC ist jedoch typischerweise erniedrigt. Asthma und Lungenemphysem sind zwei prominente Vertreter dieser Gruppe von Atemwegserkrankungen.

FOKUS

COPD

Eine chronische obstruktive Lungenkrankheit führt zu einem dauerhaft erhöhten Bronchialwiderstand, aus dem eine Minderventilation resultiert. Ursachen sind häufig eingeatmete Noxen (z. B. Zigarettenrauch). Die COPD ist eine progrediente Erkrankung bei der die Lungenventilation zunehmend eingeschränkt wird. Durch den erhöhten Widerstand wird die Lunge überbläht und es entwickelt sich ein Emphysem. Aus der Minderventilation resultiert ein erniedrigter arterieller pO_2.

Lungenemphysem

Unter einem Lungenemphysem versteht man einen zu hohen Luftgehalt in der Lunge, der mit der irreversiblen Zerstörung von Lungengewebe einhergeht. Dabei gehen elastische Fasern des Lungengewebes verloren, sodass sich die Compliance vergrößert. Dadurch vergrößert sich die funktionale Residualkapazität.

Asthma bronchiale

Es handelt sich um eine chronisch-entzündliche, obstruktive Erkrankung der Atemwege. Beim Asthma ist die Obstruktion allerdings reversibel. Häufig ist die Erkrankung auf ein hyperreagibles Bronchialsystem zurückzuführen, das mit erhöhter Sekretion sowie verstärkter Bronchokonstriktion und einer dadurch erhöhten Resistance einhergeht.

CHECK-UP

- Wie können die verschiedenen Lungenvolumina bestimmt werden? Lies die unterschiedlichen Lungenvolumina an einem Spirogramm ab!
- Definiere die Begriffe Resistance, Compliance und Elastance!
- Welche Zellen produzieren Surfactant?
- Wie wirkt Surfactant und welche Aufgabe hat es?
- Beschreibe die Veränderungen der relevanten Drücke während In- und Exspiration!
- Nenne Beispiele für restriktive und obstruktive Lungenerkrankungen und erläutere die zugrunde liegende Pathophysiologie!

Jetzt bist du dran!

Überblick gewinnen

Notiere dir ca. 5 Stichwörter aus diesem Unterkapitel.

Jetzt bist du dran!

Zeichenaufgabe

Beschrifte die Spirometerkurve zur Bestimmung der Lungenvolumina. Trage folgende Begriffe als Abkürzungen ein:
ERV = exspiratorisches Reservevolumen
FRC = funktionelle Reservekapazität
IC = inspiratorische Kapazität
IRV = inspiratorisches Reservevolumen
RV = Residualvolumen
TLC = totale Lungenkapazität
VC = Vitalkapazität
V_T = Atemzugvolumen

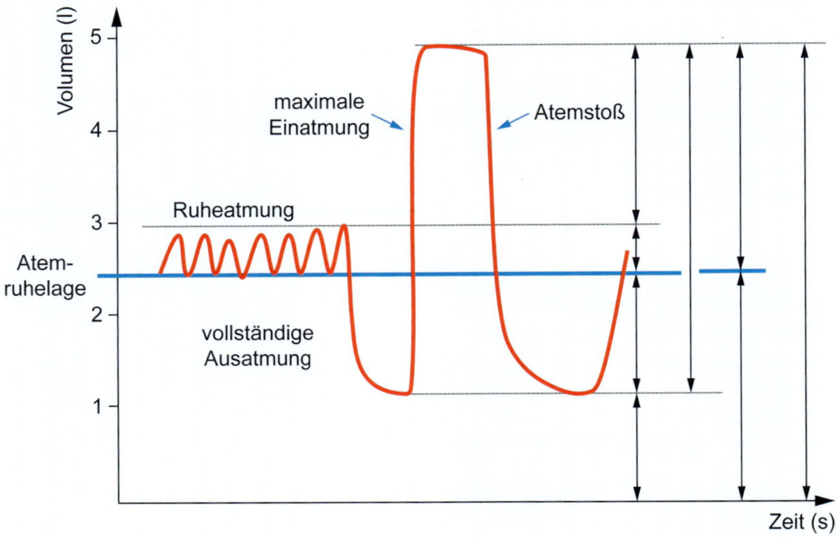

[L231]

Anregungen zur weiteren Wiederholung

Was ist das Residualvolumen? Wann kann es klinisch wichtig sein?
Lege eine Tabelle oder eine Mindmap an. Zähle alle Atemmuskeln auf. Was ist der Atemhauptmuskel? Welche die Atemhilfsmuskulatur? Welche Position nimmt typischerweise ein Patient mit Dyspnoe ein und warum? (Anatomie-Exkurs: Wenn du willst beschrifte zusätzlich, welcher Nerv die Muskeln innerviert.)
Skizziere grob den Thorax inkl. Pleura. Beschrifte anatomisch und mache dir bewusst welche Drücke, wo herrschen und warum.

Überblick gewinnen

Nutze deine gesammelten Stichwörter für eine Mindmap oder eine gegliederte Stichwortliste.

KAPITEL 5 Gasaustausch

Physiologie

5.1 Lungenperfusion

Franziska Breidt, Vorauflage: Ludwig Schlemm

Physiologie

5.1.1 Drücke

In den Lungengefäßen herrscht ein signifikant niedrigerer Druck als in den Gefäßen des Körperkreislaufs. Direkt nach dem rechten Herzen herrscht in der A. pulmonalis ein systolischer Druck von 20 mmHg und ein diastolischer Druck von 8 mmHg. Der Mitteldruck beträgt 13 mmHg und fällt über die Lungenkapillaren (6,5 mmHg) bis auf 5,5 mmHg in den Pulmonalvenen und im linken Vorhof ab. Diese niedrigen Drücke resultieren aus einem in der Gefäßarchitektur begründeten niedrigen Strömungswiderstand ($^1/_{10}$) des systemischen Widerstands und dem Fehlen von muskulären Widerstandsgefäßen (Arteriolen).

5.1.2 Regulierung

Der pulmonale Druck wird nur in sehr geringem Maße von dem autonomen Nervensystem reguliert. Ausgehend von der Atemruhelage erhöhen In- und Exspiration den Strömungswiderstand und damit den pulmonalen Mitteldruck. Bei niedrigem pO_2 kontrahieren sich die pulmonalen Gefäße, was zu geringerer Durchblutung und erhöhtem Druck führt **(Euler-Liljestrand-Mechanismus).** Bei einem erhöhten HZV unter Belastung können sich die Pulmonalgefäße druckpassiv ausdehnen, sodass der Pulmonalisdruck auch unter diesen Bedingungen nicht über 25 mmHg ansteigt.

5.1.3 Regionale Unterschiede

Aufgrund des geringen Drucks in den Lungengefäßen spielen hydrostatische Einflüsse eine größere Rolle. Die Lungenspitze ist daher im Stehen weniger perfundiert als die Lungenbasis und die messbaren intravasalen Drücke sind aufgrund der zu berücksichtigenden Blutsäule in der Spitze geringer als an der Basis.

KLINIK

Pulmonale Hypertonie Entsteht selten als idiopathisches Krankheitsbild oder häufig als sekundäre Komplikation von z. B. chronischer obstruktiver Lungenerkrankung. Dabei ist der Druck in der A. pulmonalis durch Umbauprozesse der Lungengefäße mit Lumenverkleinerung > 25 mmHg und kann auf bis zu 100 mmHg ansteigen. Oftmals kommt es im Verlauf zu einer Rechtsherzinsuffizienz mit peripheren Ödemen. Durch die verminderte Herzleistung und die erschwerte O_2-Aufnahme durch die sklerosierten Lungengefäße besteht oft eine kritische Unterversorgung mit O_2 in der Peripherie. Therapeutisch stehen Medikamente wie Bosentan (Endothelinrezeptorantagonist) und Sildenafil (erhöht NO) zur Verfügung. Kurativ ist jedoch nur eine Lungentransplantation.

CHECK-UP

- Beschreibe die Druckverhältnisse im Lungenkreislauf!
- Was versteht man unter dem Euler-Liljestrand-Mechanismus?

Jetzt bist du dran!

Überblick gewinnen

Notiere dir ca. 5 Stichwörter aus diesem Unterkapitel.

5.2 Gasaustausch in der Lunge

Franziska Breidt, Vorauflage: Ludwig Schlemm

Physiologie

Für die O_2-Aufnahme über die Lunge sind 3 Teilprozesse nötig. O_2 muss mit der Luft durch die Atemwege in die Alveolen gelangen **(Ventilation)** und von dort über die Alveolarmembran in das Blut diffundieren **(Diffusion).** Diese beiden Vorgänge bestimmen gemeinsam mit der Lungendurchblutung (**Perfusion**) und ihrer Relation zueinander den Oxygenierungsgrad des pulmonalvenösen Bluts.

Mit zunehmendem Alter wird die Gasaustauschfläche in den Alveolen kleiner, da Alveolarsepten verloren gehen. Dadurch verringert sich die maximale Sauerstoffaufnahme.

5.2.1 Ventilation

Begriffsdefinitionen

Atemzugvolumen Das pro Atemzug ein- und wieder ausgeatmete Volumen. Beträgt im Regelfall 0,5 l.

Atemzeitvolumen Atemzugvolumen multipliziert mit der **Atemfrequenz** (Normwert bei Erwachsenen 14/Min., bei Kindern und Neugeborenen höher). Hat in Ruhe einen Wert von ca. 7 l/Min., kann jedoch bei körperlicher Anstrengung auf bis zu 120 l/Min. gesteigert werden.

Totraum Die Anteile des Atemapparats, die nicht am Gasaustausch teilnehmen, also die Luft passieren müssen, um in die Alveolen zu gelangen. Man unterscheidet zwei Arten von Toträumen:

- **Anatomischer Totraum:** von der Nase abwärts bis zu den Bronchien, ist aufgrund seiner Struktur nicht zum Gasaustausch befähigt, befeuchtet die Luft und wärmt sie an
- **Funktioneller Totraum:** anatomischer Totraum plus Abschnitte der Lunge, in denen prinzipiell Diffusion stattfinden könnte, die aber aufgrund von etwa mangelnder Perfusion nicht zum Gasaustausch fähig sind (physiologischer Totraum)

Beim Gesunden nehmen alle Alveolen am Gasaustausch teil: Der funktionelle Totraum entspricht dem anatomischen Totraum.

Totraum- und Alveolarventilation

Damit das Atemzeitvolumen zum Gasaustausch beitragen kann, muss es zuerst den Totraum überwinden. Ist das Atemzugvolumen V_E kleiner als das Totraumvolumen V_D, wird lediglich die Luft in Nase und Trachea hin- und hergeschoben, ohne dass die Alveolen belüftet werden. Es gilt also für die alveoläre Ventilation V_A:

$$V_A = V_E - V_D$$

Die Größe des funktionellen Totraums lässt sich nach Bestimmung des pCO_2 in der inspiratorischen (P_I) sowie exspiratorischen (P_E) Atemluft und der Alveolarluft (P_A entspricht dem arteriellen pCO_2) mit der **Bohr-Formel** berechnen:

$$P_{Gas} = f_{Gas} \times (P_{Atmosphäre} - P_{Wasserdampf})$$

Beim Gesunden liegt der Anteil der Totraumventilation bei ca. 30 %, d. h. 150 ml. Es erreichen also von 500 ml nur 350 ml die Alveolen. Während der Ruheatmung werden somit pro Atemzug typischerweise weniger als 20 % des alveolären Gasgemisches ausgetauscht. Da der anatomische Totraum fix ist, muss bei sehr flacher Atmung die Atemfrequenz überproportional gesteigert werden, wenn die Alveolarventilation gleich bleiben soll.

MERKE

Wird die Atemfrequenz gesteigert, während das Atemminutenvolumen konstant bleibt, so verringert sich das Atemzugvolumen. Dadurch wird die Alveolarventilation verringert, da das Totraumvolumen gleich bleibt. Die alveoläre CO_2-Konzentration steigt.

Partialdrücke im Alveolargas

Die Partialdrücke von O_2 und CO_2 in den Alveolen entsprechen in Näherung den **Partialdrücken in den Pulmonalvenen.** Die fraktionellen Konzentrationen entsprechen in Näherung den endexspiratorischen fraktionellen Konzentrationen, die sich leicht messen lassen. Mithilfe dieser kann man die physiologisch relevanten alveolaren Partialdrücke erhalten, wenn man berücksichtigt, dass in der Lunge ein **atmosphärischer Druck** von 760 mmHg herrscht und die Luft dort vollständig mit **Wasserdampf gesättigt** ist. Man muss also den Dampfdruck von 47 mmHg abziehen und den resultierenden Druck auf die Gaskomponenten verteilen:

$$P_{Gas} = f_{Gas} \times (P_{Atmosphäre} - P_{Wasserdampf})$$

Bei normaler Atmung resultieren ein alveolärer pO_2 von 100 mmHg und ein pCO_2 von 40 mmHg. Der Anteil des Wasserdampfes am alveolären Gasgemisch beträgt 6 %.

Beeinflussung der alveolären Partialdrücke Die absoluten Werte der Partialdrücke im Alveolargas hängen von verschiedenen Faktoren ab. So steigt der pO_2 mit steigender inspiratorischer O_2-Konzentration (Maskenbeatmung mit 100 % O_2) und mit steigendem Atemzugsvolumen (bis maximal ca. 150 mmHg). Er verringert sich, wenn bei hohem O_2-Verbrauch des Organismus viel O_2 in die Arterien abgegeben wird. Der pCO_2 hingegen fällt mit zunehmender Ventilation ab und steigt mit zunehmender CO_2-Produktion des Organismus und steigender inspiratorischer CO_2-Konzentration.

5.2.2 Diffusion

Der Übertritt von O_2 aus der Alveolarluft in das Blut und von CO_2 aus dem Blut in die Alveolarluft ist diffusionsgetrieben. Dabei müssen die Gasmoleküle die Alveolarmembran, das **Kapillarendothel** und die **Erythrozytenmembran** durchqueren. Wir haben bereits gesehen, dass im Alveolargas ein konstanter pO_2 von 100 mmHg und ein konstanter pCO_2 von 40 mmHg herrscht. Im pulmonalartierellen, sauerstoffarmen Blut hat der pO_2 auf 40 mmHg ab- und der pCO_2 auf 46 mmHg zugenommen. Das Fick-Diffusionsgesetz besagt, dass die Menge an ausgetauschtem Gas pro Zeiteinheit $V_D = \dfrac{V_E \times (P_A - P_E)}{(P_I - P_A)}$

proportional ist zu der Partialdruckdifferenz ΔP über der Membran. Der Proportionalitätsfaktor D_L ist die **Diffusionskapazität** der Lunge und setzt sich zusammen aus:

$$D_L = D \times \alpha \times A/d$$

Hierbei ist D die **Diffusionskonstante,** α der Bunsen-Löslichkeitskoeffizient, A die Durchtrittsfläche und d die Dicke der Alveolenwand. Das Produkt aus D und α wird als **Krogh-Diffusionskoeffizient** bezeichnet. Dieser ist für CO_2 etwa 20-fach höher als für O_2, was erklärt, weshalb CO_2 trotz der geringeren Partialdruckdifferenz ebenso rasch wie O_2 diffundiert. Der Angleich der Partialdrücke im Blut an die Werte im Alveolargas geschieht innerhalb einer halben Sekunde, obwohl jeder einzelne Erythrozyt deutlich länger Kontakt zum alveolären Gasgemisch hat (Kontaktzeit ca. 0,3–0,8 s). Da der O_2-Gehalt im arteriellen Blut also primär von der Lungendurchblutung bestimmt wird, bezeichnet man den Gasaustausch beim Gesunden als **perfusionslimitiert.**

KLINIK

Diffusionsstörungen treten auf, wenn sich die Diffusionskapazität der Lunge verkleinert. Dies kann auf eine Vergrößerung der Diffusionsstrecke (Lungenödem, Lungenfibrose, chron. Entzündung) oder auf eine Verkleinerung der Gesamtaustauschfläche (Lungenemphysem) zurückzuführen sein. Unter Ruhe ist meist noch ein kompletter Gasaustausch möglich. Wenn unter Belastung die Erythrozyten jedoch kürzer mit den Alveolen in Kontakt sind, kann mit der pathologisch verlangsamten Diffusion keine vollständige Oxygenierung mehr erreicht werden **(Diffusionslimitierung).**

5.2.3 Perfusion und Verteilung

Neben Ventilation und Diffusion ist für die Arterialisierung des Bluts auch die Perfusion der Lunge entscheidend. Wie oben beschrieben, ist die Durchblutung in den Lungenspitzen geringer als an der Lungenbasis. Weiterhin werden durch den **Euler-Liljestrand-Mechanismus** Areale, die nicht belüftet werden, aufgrund des abfallenden pO_2 weniger belüftet. Auch die Ventilation ist nicht überall gleich, sondern in den Lungenspitzen ebenfalls niedriger als an der Basis.

Ventilations-Perfusions-Verhältnis (V/Q) Das V/Q-Verhältnis liegt beim Stehenden in der Lungenspitze bei 3 und in den basalen Anteilen der Lunge bei 0,6. Für die gesamte Lunge ergibt sich im Normalfall ein V/Q-Verhältnis von 0,8. Eine pathologische **Erhöhung** bedeutet, dass ventilierte Abschnitte der Lunge nicht durchblutet werden (**Perfusionsstörung,** z. B. bei Lungenembolie, Lungenfibrose). Dies erhöht den Totraum und verringert damit die effektive alveoläre Ventilation. Sofern das Atemzeitvolumen nicht gesteigert wird, sinkt der alveoläre pO_2 mit negativen Folgen für die Arterialisierung des Bluts. Eine pathologische **Erniedrigung** des V/Q-Verhältnisses bedeutet, dass Teile der Lunge perfundiert, aber nicht ventiliert werden: **Ventilationsstörung.** Dies wird im Normalfall durch den Euler-Liljestrand-Mechanismus verhindert, kann aber z. B. bei Aspiration und Verlegung eines Bronchus vorkommen. Hierbei gelangt nicht oxygeniertes Blut zurück zum linken Herzen, man spricht von einem (Rechts-links-)**Shunt,** der ebenfalls zu verringerten arteriellen O_2- und erhöhten arteriellen CO_2-Partialdrücken führt. Der Perfusionswiderstand wird durch eine forcierte Exspiration erhöht.

KLINIK

Klinisch unterscheiden lassen sich Ventilations-, Perfusions- und Diffusionsstörung durch einen **V/Q-Scan,** bei dem die Ventilation und Perfusion mithilfe von radioaktivem Material sichtbar gemacht wird. Lässt sich eine arterielle Hypoxämie durch Gabe von 100 % Sauerstoff korrigieren, kann eine Perfusionsstörung ausgeschlossen werden. Zusammen mit einer Thorax-CT erlaubt dies oftmals das Erstellen einer Arbeitsdiagnose.

CHECK-UP

- Beschreibe den Weg eines O_2-Moleküls von der Raumluft in den Erythrozyten!
- Was ist der Totraum, welche Arten gibt es, wie kann er bestimmt werden und unter welchen Bedingungen ist er vergrößert?
- Erkläre anhand der Fick-Gleichung und klinischer Bezüge, welche Parameter die Diffusion in den Alveolen beeinflussen!
- Wie hilft das V/Q-Verhältnis bei der Differenzialdiagnose einer arteriellen Hypoxämie?

Jetzt bist du dran!

Überblick gewinnen

Notiere dir ca. 5 Stichwörter aus diesem Unterkapitel.

5.3 Atemgastransport

Franziska Breidt, Vorauflage: Ludwig Schlemm

Physiologie

5.3.1 Sauerstofftransport im Blut

Physikalische Lösung

O_2 kann im Blut sowohl physikalisch gelöst als auch an Hämoglobin gebunden transportiert werden. Nach dem Henry-Gesetz berechnet sich die Konzentration des physikalisch gelösten O_2 als Produkt aus dem alveolären Partialdruck von 100 mmHg und dem O_2-Löslichkeitskoeffizienten von 0,03 ml O_2/ml/760 mmHg: im arteriellen Blut sind nur etwa 0,003 ml O_2 pro ml Blut gelöst.

Anlagerung und Transport an Hämoglobin

Das Haupt-Transportprotein für O_2 im Blut ist das erythrozytäre Hämoglobin. Es besteht aus vier Peptidketten mit je einer eisenhaltigen Hämgruppe, an die sich jeweils ein O_2-Molekül reversibel anlagern kann **(Oxygenierung).** Das Eisen ändert seine Oxidationsstufe dabei nicht.

Sauerstoffbindungskapazität Aus der Molekülmasse von Hämoglobin lässt sich berechnen, dass 1 g Hämoglobin ca. 1,34 ml O_2 binden kann **(Hüfner-Zahl).** Bei einem normalen Hämoglobingehalt des Bluts von 15 g/dl folgt, dass im Blut maximal 200 ml O_2 pro l Blut an Hämoglobin gebunden transportiert werden.

Sauerstoffbindungskurve Wie viel O_2 tatsächlich in gebundenem Zustand vorliegt, hängt in erster Linie von dem pO_2 ab. Dabei ist diese Beziehung nicht linear, sondern S-förmig (➤ Abb. 5.1).

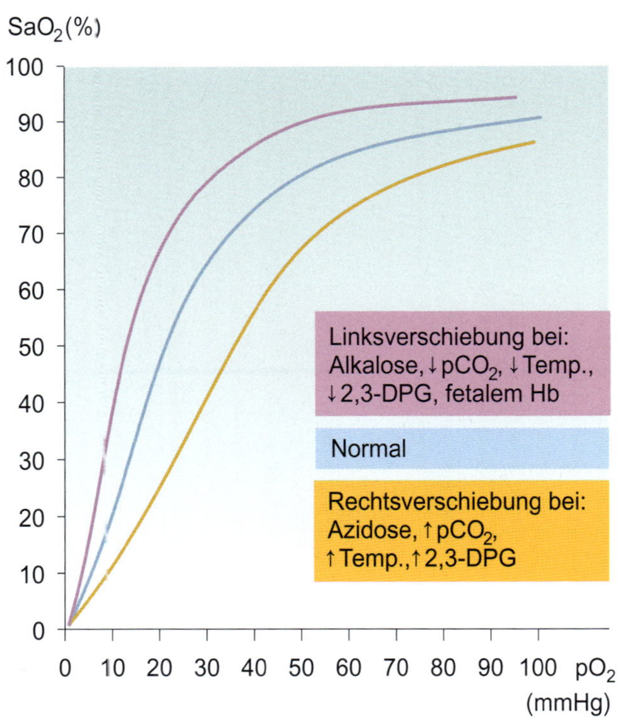

Abb. 5.1 Sauerstoffbindungskurve von Hämoglobin und Beeinflussung der Sauerstoffaffinität [L157]

Der Grund: Die Affinität der O_2-Bindungsstellen steigt aufgrund **kooperativer allosterischer Effekte,** sobald ein oder mehrere O_2-Moleküle binden. Ab einem pO_2 von etwa 80 mmHg sind alle Bindungsstellen besetzt, und die **O_2-Sättigung** als Verhältnis von oxygenierten zu gesamt verfügbaren O_2-Bindungsstellen ist 100 %. Die spezielle Form der Bindungskurve erlaubt eine effektive Sauerstoffabgabe im peripheren Gewebe, wenn pO_2 auf 40–60 mmHg sinkt.

Bindungsaffinität Als Maß dafür, wie stark Hämoglobin O_2 bindet, kann derjenige pO_2 dienen, bei dem die O_2-Sättigung 50 % beträgt **(O_2-Halbsättigungsdruck).**

KLINIK

Abnormale Hämoglobine sind die Ursache der **Hämoglobinopathien.** Diese können durch eine fehlerhafte Zusammensetzung des Hämoglobinmoleküls aus Untereinheiten verursacht sein (numerische Aberration, z. B. **Thalassämie:** fehlende β-Kette) oder auf Punktmutationen innerhalb der korrekten Untereinheiten zurückgehen (strukturelle Aberration, z. B. **Sichelzellanämie:** Glutamat ersetzt durch Valin an Position 6). Gemeinsam haben diese Erkrankungen eine verkürzte Lebenszeit der Erythrozyten mit Anämie und eine verkürzte Lebenserwartung. Stammzelltherapie könnte in der Zukunft eine Heilung bedeuten.

Beeinflussung der Sauerstoffbindungsaffinität

Die O_2-Bindungsaffinität wird physiologisch durch eine Reihe von Einflüssen moduliert. Im Sinne einer guten O_2-Versorgung des Gewebes ist dabei die Affinität in der Peripherie gering (erleichterte Abgabe) und in der Lunge hoch (erleichterte Aufnahme). In Bezug auf die grafische Darstellung der O_2-Bindungskurve geht eine Erhöhung der Affinität mit einem erniedrigten Halbsättigungsdruck und einer **Linksverschiebung** einher. Analog stellt sich eine verringerte O_2-Bindungsaffinität als **Rechtsverschiebung** dar. Folgende Faktoren setzen die Bindungsaffinität herab:

- Anstieg des pCO_2 und Anstieg der H^+-Konzentration **(Bohr-Effekt)**
- Anstieg der **Temperatur**
- Erhöhter Spiegel von **2,3-Bisphosphoglycerat (2,3-BPG)**

Die ersten beiden Bedingungen sind im arbeitenden Skelettmuskel, der besonders auf Sauerstoff angewiesen ist, gegeben. Genau umgekehrte Umgebungsbedingungen führen zu einer Zunahme der Affinität (Linksverschiebung). Bei einer Linksverschiebung wird der O_2-Halbsättigungsdruck (P50) erniedrigt, bei einer Rechtsverschiebung wird er erhöht.

Das Hämoglobin des Ungeborenen **(HbF)** hat eine geringere Affinität für 2,3-BPG als das adulte Hämoglobin. Dadurch hat es eine höhere O_2-Affinität als das Hämoglobin der Mutter, was den transplazentären O_2-Transport von der Mutter auf den Fetus ermöglicht.

Sauerstoffausschöpfung

Der Sauerstoffpartialdruck liegt im arteriellen Blut bei ca. 100 mmHg und im zentralvenösen Blut bei 40 mmHg. Aus der O_2-Bindungskurve folgt daher eine Sättigung von 97 % arteriell bzw. 73 % venös. Mit der Hüfner-Zahl folgen für die arteriellen und venösen O_2-Konzentrationen Werte von **$[O_2]_{art}$ = 0,201 O_2/l Blut** bzw. **$[O_2]_{ven}$ = 0,151 O_2/l Blut.** Der Körper verbraucht also in Ruhe nur etwa 25 % des möglichen O_2 (oder 0,051 O_2/l Blut = **arteriove-**

nöse O_2-Differenz). Bei Belastung kann dieser Wert um das 3-Fache gesteigert werden. Es ist anzumerken, dass dies ein Mittelwert für den gesamten Organismus ist: Einzelne Organe wie das Herz können prozentual deutlich mehr O_2 ausschöpfen, andere wie die Niere deutlich weniger.

Inaktives Hämoglobin

Man bezeichnet Hämoglobin als inaktiv, wenn es aufgrund chemischer Modifikationen nicht mehr in der Lage ist, O_2 von der Lunge in die Gewebe zu transportieren und dort abzugeben.

Carboxyhämoglobin Entsteht bei **Kohlenstoffmonoxidvergiftungen.** CO hat eine etwa 230-fach höhere Affinität zu Hämoglobin als O_2, weshalb es bevorzugt bindet und O_2 verdrängt. Zusätzlich wird bei Bindung eines CO-Moleküls die O_2-Bindungskurve stark nach links verschoben, sodass noch gebundene O_2-Moleküle in der Peripherie nicht an das Gewebe abgegeben werden können.
Methämoglobin Diese Form des Hämoglobins, die kein O_2 mehr binden kann, entsteht, wenn das Eisen der Hämgruppen nicht enzymatisch von Fe(II) zu Fe(III) oxidiert wird. Dies kann als Folge von Stoffwechselkrankheiten, Umweltgiften (z. B. Nitrit) oder Medikamenten auftreten. Auch physiologisch entstehen stets kleine Mengen Methämoglobin, dessen Konzentration macht jedoch aufgrund der Wirkung der **Methämoglobinreduktase** maximal 1–2 % des Gesamthämoglobins aus.

5.3.2 Kohlenstoffdioxidtransport im Blut

CO_2-Transportformen

CO_2 kann im Blut in 3 Formen transportiert werden.

Physikalische Lösung Nach dem Henry-Gesetz sind dank des hohen Löslichkeitskoeffizienten bis zu 10 % des Gesamt-CO_2 physikalisch gelöst.
Bindung an Hämoglobin Ebenfalls etwa 10 % werden als **Carbaminoverbindungen** kovalent an Aminogruppen des Hämoglobins gebunden transportiert.
Transport als Bikarbonat Hat die größte funktionelle Bedeutung. CO_2 und Wasser bilden Kohlensäure, die unter Katalyse durch die Carboanhydrase in ein Proton und Bikarbonat dissoziiert. Die anfallenden Protonen werden teilweise von den Puffern des Nicht-Bikarbonat-Systems neutralisiert (s. u.). Die Carboanhydrase kommt nicht im Plasma vor, sondern nur in den Erythrozyten. Während CO_2 leicht durch die Membran diffundieren kann, sorgt ein HCO_3^-/Cl^--Antiporter **(Hamburger Shift)** dafür, dass sich etwa 35 % des Bikarbonats im Plasma und 45 % in den Erythrozyten befinden. Eine erhöhte CO_2-Konzentration führt deshalb zu einer erhöhten Bikarbonatkonzentration im Blutplasma.

CO_2-Bindungskurve

Bei der CO_2-Bindungskurve wird die CO_2-Konzentration gegen den pCO_2 aufgetragen (➤ Abb. 5.2). Diese Kurve ist nicht sättigbar. Es lässt sich analog zur Rechts-/Linksverschiebung der O_2-Kurve feststellen, dass gleiche CO_2-Partialdrücke im desoxygenierten Blut zu höheren CO_2-Konzentrationen führen als im oxygenierten Blut. Dieser sog. **Haldane-Effekt** beruht auf der besseren Pufferwirkung für die bei der Dissoziation der Kohlensäure entstehenden Protonen der desoxygenierten Hämoglobinmoleküle. Funktionell hat dies einen besseren Abtransport des im Gewebe anfallenden CO_2 zur Folge.

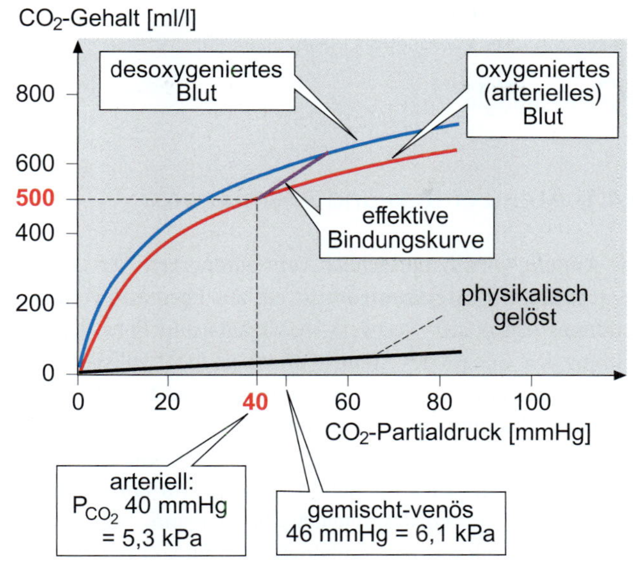

Abb. 5.2 CO_2-Bindungskurve im oxygenierten und desoxygenierten Blut [L106]

CHECK-UP
- Weshalb ist die O_2-Bindungskurve S-förmig?
- Welche Faktoren beeinflussen die O_2-Affinität des Hämoglobins?
- Stelle Unterschiede zwischen O_2- und CO_2-Transport im Blut dar!

Jetzt bist du dran!

Überblick gewinnen

Notiere dir ca. 5 Stichwörter aus diesem Unterkapitel.

5.4 Atmungsregulation

Franziska Breidt, Vorauflage: Ludwig Schlemm

Physiologie

5.4.1 Atemzentren und Atemanreize

Die Atmung wird hauptsächlich vom autonomen Nervensystem kontrolliert. Das **Atemzentrum** ist ein zur **Formatio reticularis** gehöriges neuronales Netzwerk in Medulla und Pons des Hirnstamms. Die Genese des Atemrhythmus ist nicht vollständig verstanden, allerdings scheinen die frontale exspiratorische Gruppe mit dem Ncl. ambiguus und Prä-Bötzinger-Komplex, und die dorsale inspiratorische Gruppe mit den Ncll. tractus solitarii (beide in der Medulla) eine wichtige Rolle zu spielen. Im Pons liegen das pneumotaktische und das apneustische Zentrum. Diese Zentren sind bei Atemreflexen aktiv und erhalten Input von **zentralen** und **peripheren Chemosensoren,** die kontinuierlich O_2- und CO_2-Partialdrücke sowie den pH-Wert registrieren. **Pulmonale Mechanorezeptoren** beeinflussen die Aktivität des Atemzentrums ebenso wie Hormone (z. B. Progesteron) und Opioide. Diese Afferenzen modulieren den zentral vorgegebenen Atemrhythmus und passen ihn den aktuellen Bedingungen an.

Rückgekoppelte Atemanreize

Aufgabe der Atmung ist es insbesondere, die O_2- und CO_2-Konzentration im arteriellen Blut konstant zu halten. Diese beiden Parameter und der vom CO_2-Spiegel direkt abhängige pH-Wert werden von Chemosensoren überwacht und führen bei einer Abweichung zu einer gegensteuernden respiratorischen Anpassung.

Chemosensoren

- Der pCO_2 wird von **peripheren Chemosensoren** im Glomus caroticum und den Glomera aortica gemessen. Über die Nn. glossopharnyngeus und vagus wird diese Information an das Atemzentrum geleitet. Ein moderat steigender pCO_2 erhöht die Atemfrequenz und -tiefe. Ab ca. 70 mmHg CO_2 wird das Atemzentrum jedoch gelähmt.
- Der pO_2 sowie (gesondert) die O_2-Konzentration im arteriellen Blut werden ebenfalls von den peripheren Chemosensoren registriert. Eine Erhöhung reduziert das Atemzeitvolumen.
- Der **pH-Wert** wird von **zentralen Chemosensoren** in der Medulla oblongata gemessen und die Information über Interneurone an das Atmungszentrum vermittelt. Ein absinkender pH-Wert (Azidose) reduziert die Atmung.

Der pCO_2 ist der stärkste Modulator des Atemantriebs, wohingegen die Einflüsse von pO_2 und pH-Wert verhältnismäßig gering sind.

Mechanosensoren

Dehnungsrezeptoren im Lungenparenchym werden bei starker Inspiration aktiviert. Sie hemmen über den N. vagus eine weitere Inspiration. Dieser **Hering-Breuer-Reflex** schützt vor Überdehnung.

Nicht rückgekoppelte Atemanreize

Neben den unbewussten reflektorischen Einflüssen lässt sich die Atmung auch bewusst steuern. Als Atemantrieb wirken außerdem Fieber, geringe Hypothermie, Schmerz, Adrenalin und Schwangerschaftshormone wie Progesteron.

MERKE

Neben vielen anderen Veränderungen beobachtet man **während der Schwangerschaft** auch einen Anstieg des pH-Werts aufgrund **gesteigerter Atmung,** die durch Progesteron vermittelt wird.

5.4.2 Formen normaler und veränderter Atmung

Es werden die folgenden, teilweise überlappenden Begriffe verwendet:

- **Normoventilation:** Ventilation, die an die metabolischen Bedürfnisse angepasst ist und zu einem normalen arteriellen pCO_2 führt ($pCO_2 = 40$ mmHg)
- **Hyperventilation:** Ventilation, die über die metabolischen Bedürfnisse hinausgeht und zu einem erniedrigten arteriellen pCO_2 führt ($pCO_2 < 40$ mmHg, Hypokapnie)
- **Hypoventilation:** Ventilation, die für die metabolischen Bedürfnisse nicht ausreichend ist, und zu einem erhöhten arteriellen pCO_2 führt ($pCO_2 > 40$ mmHg, Hyperkapnie)
- **Eupnoe:** normale Ruheatmung
- **Hyperpnoe:** erhöhtes Atemzeitvolumen aufgrund erhöhten Atemzugvolumens
- **Hypopnoe:** erniedrigtes Atemzeitvolumen aufgrund erniedrigten Atemzugvolumens
- **Tachypnoe:** gesteigerte Atemfrequenz bei normalem pCO_2
- **Bradypnoe:** verringerte Atemfrequenz bei normalem pCO_2
- **Apnoe:** Atemstillstand
- **Dyspnoe:** subjektiv empfundene erschwerte Atmung
- **Orthopnoe:** Dyspnoe, die nur durch aufrechtes Sitzen überwunden werden kann
- **Asphyxie:** Hypoxie aufgrund Atemunfähigkeit

Daneben existieren verschiedene pathologische Atmungsformen, die oft Ausdruck einer zugrunde liegenden Erkrankung sind (➤ Abb. 5.3).

Kussmaul-Atmung Angestrengte langsame und tiefe Atemzüge. Tritt auf bei schwerer lang anhaltender metabolischer Azidose (z. B. diabetische Ketoazidose). Durch diese Hyperventilation wird versucht, die Azidose respiratorisch zu kompensieren.

Cheyne-Stokes-Atmung Wechsel von apnoeischen und tachypnoeischen Phasen, wobei das Atemzugvolumen während der tachypnoeischen Phasen erst zu- und dann abnimmt (Crescendo-Decrescendo-Atmung). Ursache ist meist eine verminderte Durchblutung des Atemzentrums.

Biot-Atmung Diese pathologische Atemform ist der Cheyne-Stokes-Atmung sehr ähnlich. Es finden sich Cluster gleichmäßig tiefer Atemzüge, die sich mit apnoeischen Phasen abwechseln. Ursache ist eine Verletzung der Medulla oblongata.

Schnappatmung Hierbei treten vereinzelte flache stoßhafte Inspirationen mit geringer Frequenz auf, zwischen denen lange Pausen liegen. Sie tritt bei Menschen kurz vor dem Tod oder mit schweren Herz- oder Lungenerkrankungen auf.

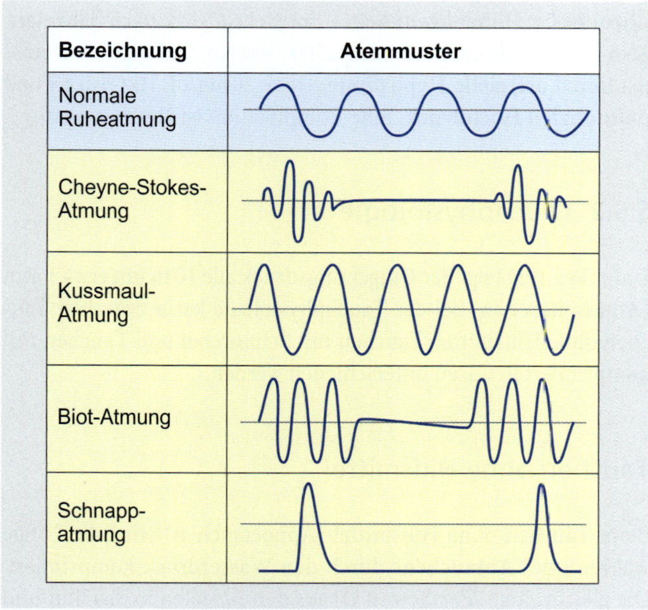

Abb. 5.3 Pathologische Atmungsformen im Vergleich zur normalen Ruheatmung [A400]

CHECK-UP

- Nenne und erläutere 3 Atemanreize!
- Was sind pathologische Atmungsformen, beschreibe 3 Beispiele!

Jetzt bist du dran!

Überblick gewinnen

Notiere dir ca. 5 Stichwörter aus diesem Unterkapitel.

5.5 Atmung unter ungewöhnlichen Bedingungen

Franziska Breidt, Vorauflage: Ludwig Schlemm

Physiologie

Unter ungewöhnlichen Bedingungen versteht man im Kontext der Atmung v. a. große Höhe (Mountaineering) und die Bedingungen unter Wasser (Tauchphysiologie).

5.5.1 Höhenphysiologie

In großer Höhe verändern sich Umgebungsvariablen. Die für die Atmung relevante ist ein exponentieller **Abfall des Luftdrucks** mit der Höhe (740 mmHg auf Meereshöhe, dann Halbierung alle 5,5 km). Entsprechend sinken auch die Partialdrücke von O_2 und CO_2. So beträgt der alveoläre pO_2 in 4000 m Höhe nur noch 50 mmHg.

Akute Anpassung

- Leichte bis starke **Hyperventilation.**
- Dies führt zu einer **respiratorischen Alkalose** und **Hypokapnie.**
- Hypokapnie hemmt den Atemantrieb → der erniedrigte Umgebungs-pO_2 kann durch Hyperventilation nur teilweise kompensiert werden.
- Die verbleibende **Hypoxie** bewirkt eine **pulmonale Vasokonstriktion** und erhöht den pulmonalen Druck.
- Änderungen im Wasserhaushalt durch verringerte Urinproduktion spielen ebenfalls eine Rolle.

Höhenakklimatisation Bei längerem Aufenthalt in großer Höhe kann sich der Organismus besser anpassen:

- Der verbleibenden Hypoxie wird mit einer Erhöhung der Sauerstofftransportkapazität durch Steigerung des Hämatokrits **(Polyglobulie)** begegnet.
- Die respiratorische Alkalose wird metabolisch (insbesondere renal) kompensiert (› Heft 19, Kapitel 3,4).
- Die Herzfrequenz kehrt in den Normalbereich zurück.

Akute Höhenkrankheit (AHK) Die akuten Anpassungsvorgänge bei zu schnellem Aufstieg, insbesondere die erniedrigten arteriellen pO_2- und pCO_2-Werte sowie die Alkalose, können die Symptome der Höhenkrankheit hervorrufen. Die einfache Verlaufsform mit **Kopfschmerz, Übelkeit** und **Müdigkeit** ist selbstlimitierend. In seltenen Fällen kommt es jedoch zu einem systolischen Blutdruckanstieg mit lebensgefährlichem **Lungen-** und/oder **Hirnödem.** Als Ursachen werden ein dysregulierter Euler-Liljestrand-Reflex bei pulmonaler Hypoxie und eine relative Vasodilatation der zerebralen Gefäße diskutiert. Einzige Therapieform ist Ausgleich der Hypoxie durch raschen Abstieg oder Behandlung in einer Sauerstoffdruckkammer.

KLINIK

Zur **Prophylaxe** gegen die AHK wurden verschiedene Medikamente vorgeschlagen. Der Carboanhydrasehemmer **Acetazolamid** soll helfen, in der Frühphase der Anpassung vermehrt Bikarbonat renal auszuscheiden und damit der Alkalose vorzubeugen. Gegen das Höhenlungenödem hat sich der PDE-5-Hemmer **Sildenafil** als wirksam erwiesen. **Dexamethason** zeigt bei dem Höhenhirnödem signifikante Verbesserungen. Am wirkungsvollsten ist eine **langsame Aufstiegsgeschwindigkeit.**

Chronische Höhenkrankheit Entwickelt sich **nach jahrelangem Aufenthalt** in Höhen über 2500–3000 m. Sie ist gekennzeichnet durch **arterielle Hypoxämie,** Hb > 20 mg/dl, Hkt > 0,65 und **pulmonalen Hochdruck.** Eine Komplikation ist Herzversagen.

5.5.2 Tauchphysiologie

Unter Wasser steigt der Umgebungsdruck alle 10 m um etwa 1 atm (Atmosphäre) an. Bei der Tauchphysiologie kann zwischen Tauchen ohne Hilfsmittel, Tauchen mit Schnorchel und Tauchen mit komprimierten Gasen unterschieden werden.

Tauchen ohne Hilfsmittel

Beim Tauchen ohne Hilfsmittel (Apnoetauchen) wird die Lunge während des **Abtauchens** durch den Wasserdruck komprimiert. Die gleichzeitige Abgabe von O_2 aus den Alveolen in das Blut und die Erhöhung des intrapulmonalen Drucks sorgt dafür, dass der pO_2 annähernd konstant bleibt. Ebenso erhöht sich durch die Thoraxkompression der pulmonale pCO_2, was schnell zu Werten führt, die über die Chemosensoren einen starken Atemantrieb auslösen und zum Auftauchen zwingen. Wird der pCO_2 vor dem Tauchgang durch bewusste Hyperventilation verringert, kann dieser Atemantrieb erst verzögert einsetzen: Ertrinkungsgefahr. Während des **Auftauchens** dehnt sich die Lunge wieder aus, wodurch der pO_2 abfällt, weshalb das Ende der Auftauchphase die kritische Phase bezüglich der O_2-Versorgung darstellt. In großer Tiefe (ca. 100 m) kommt es zu einer Blutverlagerung in die Blutgefäße des Thorax.

Tauchen mit Schnorchel

Beim Tauchen mit Schnorchel entspricht der pulmonale Druck dem Umgebungsdruck an Land, während auf den Thorax von außen der erhöhte Wasserdruck wirkt. Unter diesen Bedingungen ist schon bei einer Eintauchtiefe von 1 m keine Atemexkursion mehr möglich. Zusätzlich reduziert die Kompression thorakaler Venen den venösen Rückstrom zum Herzen, was zu reduziertem Schlagvolumen und Bewusstlosigkeit führen kann.

Gerätetauchen

Beim Gerätetauchen wird der intrapulmonale Druck durch Druckflaschen an den herrschenden Wasserdruck angeglichen. Unter hohem Druck können normalerweise harmlose und lebenswichtige Gase gefährliche Wirkungen entfalten. N_2 kann bei einem Druck, der 50 m Wassertiefe entspricht, narkotische und/oder euphorische Wirkungen entfalten (Tiefenrausch, Inertgasnarkose). Ist der Organismus über längere Zeit einem erhöhten pO_2 ausgesetzt, werden zahlreiche Enzyme des oxidativen Stoffwechsels gehemmt und Membranbestandteile des ZNS nicht enzymatisch oxidiert. Dies führt zu Symptomen der **Sauerstoffvergiftung:** Schwindel, Übelkeit, Bewusstlosigkeit. Bei zu raschem Auftauchen besteht durch den intravasalen Druckabfall die Möglichkeit von Bläschenbildung (v. a. N_2), was zu Gasembolien in kleinen Gefäßen führen kann. Abhängig vom Ort der Blasenbildung und des

Gefäßverschlusses treten Gelenkschmerzen, Lähmungen oder ZNS-Symptome auf **(Caisson-Krankheit).**

CHECK-UP

- Was ist die Hauptursache der AHK?
- Welche physiologischen Veränderungen treten bei raschem Aufstieg in große Höhen auf?
- Welche lebensbedrohlichen Verlaufsformen des AHK unterscheidet man und wie werden sie behandelt?
- Wo liegen die Gefahren beim Gerätetauchen?
- Welche Gefahr birgt Hyperventilation vor einem Tauchgang ohne Hilfsmittel?

Jetzt bist du dran!

Überblick gewinnen

Notiere dir ca. 5 Stichwörter aus diesem Unterkapitel.

Jetzt bist du dran!

Zeichenaufgabe

Zeichne die Sauerstoffbindungkurve. Vergiss die Achsenbeschriftung nicht! Zeichne die Rechtsverschiebung und Linksverschiebung mit jeweils anderen Farben ein. Beschrifte sie mit Gründen für ihre jeweilige Verschiebung.

Anregungen zur weiteren Wiederholung

Zeichne die pathologischen Atemmuster auf. Schreibe stichpunktartig auf, welche Besonderheiten sie haben und bei welchen Erkrankungen sie vorkommen.

Erstelle eine Mindmap über die Drücke, die bei der Lungenperfusion eine Rolle spielen oder ordne zu, z. B. linker Vorhof – 5,5 mmHg

Skizziere grob die Atemwege (auch zur Anatomiewiederholung). Beschrifte den Baum mit den jeweiligen Volumina (Totraum/Volumen). Warum ist es ein Totraum? Wie hoch sind die Drücke in den Alveolen?

Überblick gewinnen

Nutze deine gesammelten Stichwörter für eine Mindmap oder eine gegliederte Stichwortliste.

Register

Übersicht nach Fächern

Du vermisst die Fächer? Bitte sehr, hier siehst du die Kapitel der Vorklinik-Finale-Reihe nach Fächern sortiert!
Viele Kapitel kombinieren Inhalte mehrerer Fächer und werden deshalb mehrfach genannt.
Die Übersicht nach Heften/Organen findest du am Anfang dieses Heftes.